解码结核病

骨结核病

汪翼凡 费骏 石仕元 主编

Tuberculosis of Osteoarticular System

浙江省疾病预防控制中心
浙江省中西医结合医院（杭州市红十字会医院）
浙江省防痨协会
组织编写

浙江科学技术出版社·杭州

版权所有 侵权必究
图书在版编目(CIP)数据

骨结核病 / 浙江省疾病预防控制中心, 浙江省中西医结合医院(杭州市红十字会医院), 浙江省防痨协会组织编写; 汪翼凡, 费骏, 石仕元主编. —杭州:浙江科学技术出版社, 2023.12
(解码结核病)
ISBN 978-7-5739-0900-8

Ⅰ.①骨… Ⅱ.①浙… ②浙… ③浙… ④汪… ⑤费… ⑥石… Ⅲ.①骨关节结核–诊疗 Ⅳ.①R529.2

中国国家版本馆CIP数据核字(2023)第204713号

书　名	解码结核病　骨结核病
组织编写	浙江省疾病预防控制中心　浙江省中西医结合医院(杭州市红十字会医院)　浙江省防痨协会
主　编	汪翼凡　费骏　石仕元
出版发行	浙江科学技术出版社 杭州市体育场路347号　邮政编码:310006 办公室电话:0571-85176593 销售部电话:0571-85176040
排　版	杭州兴邦电子印务有限公司
印　刷	杭州高腾印务有限公司
开　本	880 mm×1230 mm　1/32　　印　张　4.375
字　数	73千字
版　次	2023年12月第1版　　　　　　印　次　2023年12月第1次印刷
书　号	ISBN 978-7-5739-0900-8　　　定　价　48.00元

责任编辑	唐　玲　陈淑阳		责任校对	张　宁
责任美编	金　晖		责任印务	吕　琰
插　图	张勐嫒			

如发现印、装问题,请与承印厂联系。电话:0571-57898610

编写委员会

丛书主审　　王　桢　蒋健敏

丛书总主编　王晓萌　陈　彬

丛书副主编　潘军航　詹　强　李柏颖

组织编写　　浙江省疾病预防控制中心

　　　　　　浙江省中西医结合医院（杭州市红十字会医院）

　　　　　　浙江省防痨协会

主　　编　　汪翼凡　费　骏　石仕元

副 主 编　　郑　琦　胡胜平

编写人员　　汪翼凡　费　骏　石仕元　郑　琦　胡胜平

　　　　　　胡金平　刘　飞　马鹏飞　章　权　张晨威

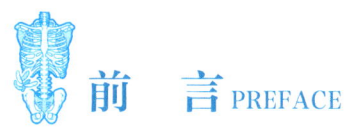

前 言 PREFACE

结核病是一种古老的疾病,已伴随人类几千年。在德国出土的新石器时代人类遗骸中就发现了颈椎结核的存在,中国湖南长沙马王堆汉墓中的辛追夫人生前可能也患有肺结核。

曾经的"白色瘟疫"

结核病在我国古代被称为"痨病",而肺结核被称为"肺痨"。东汉著名医学家张仲景的《金匮要略》中就有"虚劳""马刀""侠瘿"的记载,它们分别是晚期结核病、腋下淋巴结结核、颈部淋巴结结核的症状,但中医一直没有治疗结核病的有效方法。

结核病患者往往面色苍白或潮红,身体娇弱纤瘦,近代西方文人曾经追捧这种病态。实际上,结核病的危害是巨大的,它可以导致患者消瘦、乏力,甚至丧失劳动能力,同时其传染性还会给社会带来沉重的负担。由于大多数结核病患者面色苍白，身体消瘦、乏力，结核病还曾被冠以"白色瘟疫"之名，被认为是不治之症。

从古至今的斗争

自古以来，民间出现了无数治疗结核病的偏方。现在看来，这些偏方甚至有点儿荒唐，其中又以鲁迅先生笔下治疗肺痨的血淋淋的人血馒头尤其让人触目惊心。实际上，18世纪以前，人类在与结核病的斗争中一直是失败的，因为人类一直没有正确认识结核病。公元前的古希腊医学家希波克拉底认为结核病是最常见的致死性疾病，并警告医者远离晚期结核病患者。

1546年，一位意大利医生提出现代传染病理论，认为结核病是由肉眼看不到的微粒引起的。到了17世纪，医生通过对尸体的解剖，认识了结核结节。1720年，一位英国医生推测结核病是由一种微小生物引起的，认为与结核病患者接触后就会发生感染。1839年，一位德国医学教授将该疾病命名为"结核病"。1865年，一位法国军医证实了结核病能通过人传染给牛和兔子，并在兔子之间传播。直到1882年，德国医学家罗伯特·科赫通过显微镜发现了结核分枝杆菌，才认识到结核病的元凶是这小小的细菌。因为1882年3月

24日为宣布发现结核分枝杆菌的日子,所以每年的3月24日被定为"世界防治结核病日"。

发现了结核分枝杆菌,即吹响了向结核病进攻的号角。1921年,法国科学家卡尔梅特和介朗成功试制出预防结核病的卡介苗,使人类看到了一丝胜利的曙光。但第一种战胜结核病的武器——链霉素则出现在1943年。1945年,美国生物学家瓦克斯曼与梅奥诊所的医生合作,用链霉素治疗结核病并取得成功。后来,由于异烟肼、利福平等药物的相继问世,以及20世纪70年代提出的短程化疗的成功,结核病曾一度得到有效控制。

新形势下的新问题

20世纪后期,由于人口流动、贫困人口增加、艾滋病传播等因素,结核病再次成为一个严重的世界性问题。世界卫生组织(WHO)于1993年宣布全球处于结核病紧急状态,于1998年再次提出:遏制结核病行动刻不容缓。实际上,全世界有近1/3的人(约20亿人)感染过结核分枝杆菌,80%的结核病感染者集中在印度、中国、南非、俄罗斯、秘鲁等22个国家。

2020年发布的全球结核病报告显示,在全球8个结核病高负担国家中,中国排第三。2020年发布的研究报告显示,我国15岁以上人群结核潜伏感染率为20.3%,估算约有2.5亿人曾感染结核分枝杆菌,我国每年新发的结核病患者为83.3万例,每年约有3万人死于结核病,因此我国结核病防控形势依然严峻。

特别要指出的是,抗结核药物作为抗生素,长期持续应用的话,会不可避免地出现耐药现象。随着近年来耐药结核病(对常用抗结核药物耐药)患者的增多,结核病的控制难度大大增加。目前,结核病的防治得到世界范围内的重视,世界卫生组织提出:到2035年终止结核病,将发病率降到十万分之十以内,到2050年最终消灭结核病。目标美好,但任重道远,为了达到这个目标,提高全民对结核病的认知势在必行。

结核病就在身边

很多结核病患者确诊后会有诸多疑问:"我怎么会得结核病?我一点儿症状也没有啊,既不咳嗽,也不发热。""结核病不是已经被消灭了吗?""怎么骨头也会得结核病?"……大家都听说过结核病,但往往没有深入了解过,对结核病既熟悉又陌生,甚至很可能由于记忆偏差,把结核病和麻风等濒于绝迹的疾病相混淆,所以对结核病有这么多疑问。

实际上，结核病就在我们身边，它并不遥远，但很容易被我们忽视。认识结核病、了解结核病，对自身以及整个社会的结核病控制非常重要。曾有一位患者痛心地说："建议医务人员联名请求卫生部门，禁止人们随地吐痰。"他在得结核病之后，了解到结核病的传播途径，意识到"禁止随地吐痰"的重要性。其实我们从小就被教导"不要随地吐痰"，但有多少人能真正意识到它的重要性呢？

因此，让民众正确认识结核病、提高全民对结核病的认知已成为结核病防治的当务之急。

除了毛发、指甲外，人体的其他部位都会感染结核分枝杆菌，从而导致发病。"解码结核病"系列丛书针对目前常见的结核病展开论述，共有《解码结核病　呼吸系统结核病》《解码结核病　消化系统结核病》《解码结核病　泌尿生殖系统结核病》《解码结核病　中枢神经系统、淋巴系统结核病》《解码结核病　骨结核病》5册。

本书主要介绍骨结核病，从骨结核病的常见临床表现入手，详细介绍了骨结核病的诊断过程、检查方法和不同的治疗手段，还深入分析了骨结核病治疗期间的注意事项、营养支持、康复锻炼以及预后判断等问题，并针对如何预防骨结核病提出了指导性意见。

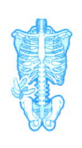

目 录 CONTENTS

第1章 认识骨结核病　1
第一节　结核病的元凶——结核分枝杆菌　4
第二节　脊柱结核　10
第三节　关节结核　15

第2章 骨结核病的相关检查手段　19
第一节　骨结核病的通用常规检查手段　21
第二节　关节结核的相关检查手段　32
第三节　脊柱结核的相关检查手段　39

第3章 骨结核病的诊断过程　45
第一节　关节结核的诊断　47
第二节　脊柱结核的诊断　55

第4章 骨结核病的治疗方法　63
第一节　药物治疗　65
第二节　手术治疗　73

第三节	骨结核病常见并发症的治疗	84
第四节	营养治疗	88
第五节	治疗期间的检查	92
第六节	骨结核病的预后	93

第5章 骨结核病的日常生活指导   95
第一节	了解骨结核病的基本防治知识	97
第二节	加强健康生活习惯的管理	98
第三节	骨结核病术后康复指导	100
第四节	合理隔离,加强防护	102

第6章 骨结核病的预防   105
第一节	骨结核病早发现、早治疗	107
第二节	结核潜伏感染的高危人群和重点人群	109
第三节	结核潜伏感染的预防性治疗	111

附录   骨结核病常见问题   114

第1章

认识骨结核病

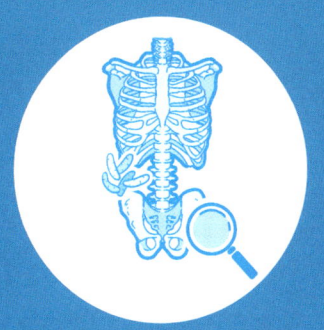

骨骼是人体的重要组成部分,具有支持躯体、保护体内重要器官、供肌肉附着、作运动杠杆等作用,部分骨骼还有造血、维持矿物质平衡的功能。一般成人有206块骨头,骨头与骨头之间通过肌肉、肌腱、韧带连接成关节。

全身的骨头和关节都有可能罹患结核病,最常见的骨结核病包括脊柱结核、关节结核等。目前普遍认为,90%以上的骨结核病继发于肺结核。肺部的结核分枝杆菌经血液循环感染骨骼而引发骨结核病,也有部分骨结核病由结核分枝

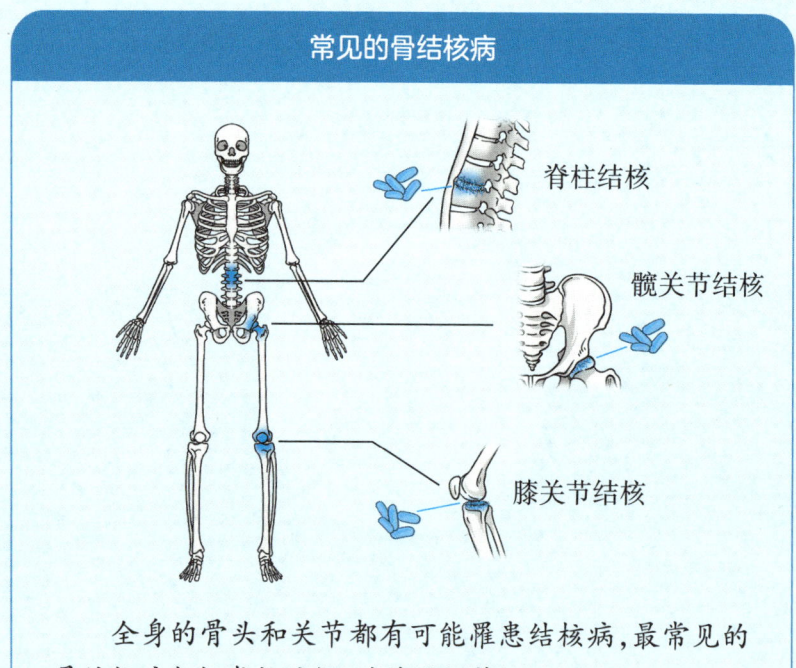

常见的骨结核病

全身的骨头和关节都有可能罹患结核病,最常见的骨结核病包括脊柱结核、关节结核等。

杆菌直接侵袭破损的皮肤黏膜而引发。

目前全球结核病平均发病率约为130/100000,骨结核病患病率也没有呈现下降趋势。过去骨结核病患者以幼儿和青壮年为主,但近几年的研究表明,60岁以上的老年患者已经占大多数。本章主要介绍脊柱结核和关节结核。

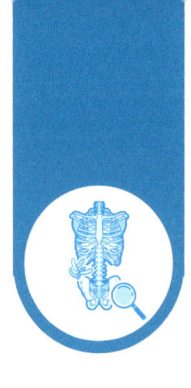

第一节 >>>
结核病的元凶——结核分枝杆菌

首先简单认识一下结核病的元凶——结核分枝杆菌。结核分枝杆菌,简称结核杆菌,在细菌分类学上属厚壁菌门裂殖菌纲放线菌目分枝杆菌科分枝杆菌属。

结核杆菌抗酸染色后的形态

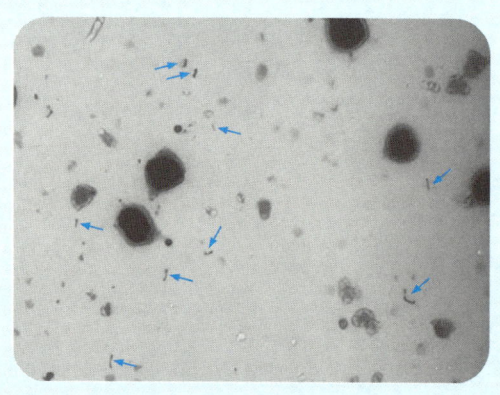

用抗酸染色法染色后,结核杆菌在光学显微镜下的典型形态是略弯曲的细长杆状。图中箭头指示的就是结核杆菌。

结核分枝杆菌可分为人型结核分枝杆菌、牛分枝杆菌、非洲分枝杆菌、田鼠分枝杆菌,其中引起人类结核病的主要为人型结核分枝杆菌。

结核杆菌的特点

我们先简要了解一下这个"元凶"的一些特点。大家一定要牢牢地记住这些知识点,所谓"知己知彼,百战不殆",只有了解结核杆菌的特点,才能更好地理解后面涉及的检查手段以及治疗方法,从而更好地理解医生的意图,并积极配合医生进行治疗。结核杆菌主要具有以下几个特点:

不易着色

结核杆菌细长,略弯曲,两端圆钝,分枝生长,染色时一般不易着色,但经过加温或者延长染色时间而着色后,又能抵抗强脱色剂盐酸酒精的脱色,故又称抗酸杆菌。临床上,当医生怀疑患者感染了结核杆菌时,首先会让患者做痰涂片抗酸染色(这项检查利用了结核杆菌的抗酸特性)。我们平时在痰涂片抗酸染色的检验单里看到的"1+""2+"是指在显微镜下观察到的结核杆菌的数量。"+"前的数字越大,说明显微镜下所观察到的结核杆菌越多,换句话说,就是患者的传染性越强。在这里要提醒一下,做痰涂片抗酸染色时未观察到结核杆菌并不代表患者没有传染性。若样本中结核杆菌数量相对较少,则做痰涂片抗酸染色时可能不易观察到结核杆菌。

生长缓慢

结核杆菌生长缓慢,培养4~6周后才能出现肉眼可见的菌落。如果还要做药敏试验,则出报告的时间需要再往后延1个月,这给实际的临床工作带来了极大的不便。

抗干燥、寒冷、酸、碱,但不耐热

结核杆菌生长缓慢,但其抵抗力强,对干燥、寒冷、酸、碱有较强的抵抗力,在阴湿环境中也能存活数月之久。但它不耐热,经过焚烧即可被杀灭,且能在3分钟内被70%的酒精杀灭。另外,煮沸5分钟或用紫外线照射30分钟也能有效杀灭结核杆菌。

知道结核杆菌的这些特点,有助于我们开展临床及日常的消毒、隔离工作。焚烧、喷洒酒精、煮沸以及紫外线照射都是消毒灭菌的有效手段。

结核病传播的三要素

骨结核病是一类常见的肺外结核。19世纪至20世纪50年代,即抗结核药物发现之前,骨结核病尤其是脊柱结核往往导致患者出现驼背畸形。它是严重危害人类健康的疾病之一,民间甚至有"十驼九痨"之说,人们往往谈"痨"色变。

传染源

结核病的传染源主要为肺结核患者,尤其是痰涂片抗酸染色阳性患者。单纯的肺外结核患者,包括骨结核病患者,无传染性。一般认为,90%～95%的骨结核病继发于肺结核。因此,在结核病的防治过程中,对肺结核患者采取相应的隔离措施显得尤为重要。

传播途径

结核病的传播途径主要为呼吸道传播(常见的是飞沫传播)。活动性肺结核患者吐痰或者大声说话都可能导致带有结核杆菌的飞沫飘浮在空气中。这些结核杆菌被易感者吸入的话就可能导致结核感染。

易感人群

人群普遍易感,老年人、幼儿、免疫力低下者更容易感染结核杆菌。因此,为了家人以及周围其他人的健康,建议肺结核患者不要随地吐痰,要规范佩戴口罩,房间定期开窗通风。幼儿要按时接种卡介苗,避免到不正规的诊所接受针灸、注射等治疗。

骨结核病的感染途径

经飞沫传播的结核杆菌首先会感染肺部,形成病灶,并不会直接感染骨骼系统。一般认为骨结核病的感染途径主要有以下几种:

血行播散

肺结核、肝结核、肾结核等的病灶内的结核杆菌通过血液循环系统和淋巴系统播散到骨骼系统,导致骨结核病的发生。

直接接触

破损的皮肤黏膜接触到带有结核杆菌的痰液、脓液、血液等,或者被污染的医疗器械刺破皮肤,使结核杆菌侵袭骨骼,导致骨结核病的发生。

邻近组织感染

结核杆菌通过脓液在相邻椎体间或者向远处流注,引起不同部位骨骼感染、骨质破坏。

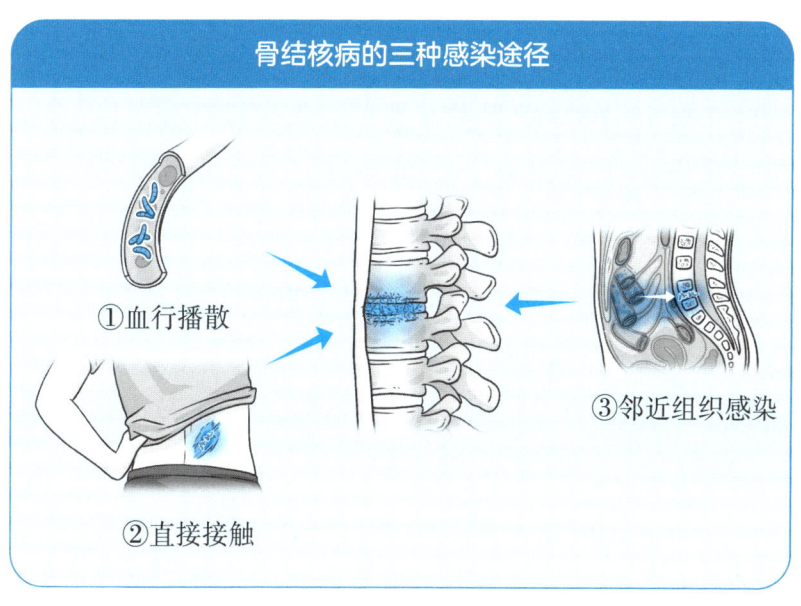

骨结核病的三种感染途径

①血行播散
②直接接触
③邻近组织感染

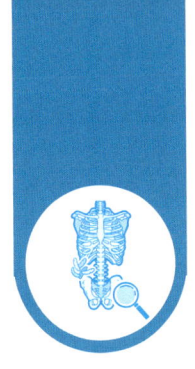

第二节 >>>
脊柱结核

脊柱结核是结核杆菌感染脊柱,引起颈椎、胸椎、腰椎、骶椎、尾椎椎体或椎间隙化脓性、破坏性病变,导致脊柱后凸畸形,甚至截瘫的感染性疾病。1779年,英国珀西瓦尔·波特(Percival Pott)首次系统记载了该病脊柱后凸畸形、截瘫等症状,所以脊柱结核又称为Pott病。在我国古代,脊柱结核被称为"龟背痰""肾俞虚痰"等。

脊柱结核约占所有骨结核病的70%。既往认为儿童和青壮年是骨结核病的高发人群,但得益于我国近年来优生优育政策的落实、社会经济条件的改善,儿童和青壮年的发病率显著下降。研究显示,随着我国人口老龄化进程的加快,由于身体机能减退,全身抵抗力低下,免疫系统肃清结核杆菌的能力不足,目前老年人群脊柱结核的发病率明显高于其他年龄段人群。

脊柱结核起病隐匿,潜伏期长,疾病进展缓慢,病程数月至数年不等。脊柱结核的发病部位以腰椎最多,胸椎次之,颈椎、骶椎和尾椎少见。脊柱结核患者的主要症状包括:

全身症状

常见的全身症状为发热,多表现为低热(体温常低于38℃),午后多见,称为午后低热。上午人体基础代谢率低,结核杆菌产生的毒素被人体吸收较少,而午后人体代谢能力增强,被人体吸收的毒素就会增加,所以结核病患者的发热多从午后或傍晚开始。但也有少许结核病毒性反应较为严重者,可迅速发热至38.5～39℃。由于结核病是一种全身消耗性疾病,脊柱结核患者多伴有形体消瘦、食欲不振、睡眠欠佳、盗汗乏力等症状。实验室检查结果显示患者处于贫血、低蛋白状态。

疼痛

疼痛是脊柱结核最常见的症状,多数患者因疼痛到医院就诊。约85%的患者会出现颈、背、腰部不同程度的疼痛。疼痛一方面是由局部病变释放炎症物质引起的,另一方面是由骨质破坏,脊柱失稳导致的。疼痛可以是持续性钝痛、酸痛、隐痛,夜间明显。刚开始时疼痛程度较轻,之后随着病情加重而逐渐加重。如果病变部位只有一处,则疼痛部位较固定;如果多个部位出现病变,则脊柱多个部位出现疼痛。从某种意义来说,疼痛是人体对于损伤的预警,保持卧床休息可以缓解疼痛,避免脊柱失稳进一步加重。

活动受限

脊柱结核患者存在不同程度的活动受限,表现为颈、背、腰部僵硬,屈伸、旋转活动幅度减小。疾病初发时,多因疼痛导致肌肉痉挛性活动受限,这是一种保护性制动措施;随着病情发展、脓肿形成、骨质破坏,病变椎体间因脓肿压迫或力学失稳而出现活动受限;至疾病晚期,脊柱可因病灶椎体融合而出现活动度减弱,甚至完全僵直。

畸形

早期主要表现为脊柱生理曲度变直,多是由疼痛、肌肉紧张所导致的功能性畸形。到了中晚期,由于椎间盘、骨质破坏,椎体形态改变,表现为脊柱不同程度的骨性驼背畸形。有些患者因为椎体塌陷变扁,会表现为身高明显变矮。严格的卧床休息可以减缓骨质破坏的进程,延缓脊柱后凸畸形的进展。

脓肿

脊柱结核会引起较多脓液,大量脓液积聚成脓肿。这些脓液还可以向身体其他部位流注,形成新的脓肿。比如上颈椎处的脓液能向下流到咽喉部,形成脓肿;胸椎处的脓液可向脊椎两旁流注,在腰背部形成脓肿。若出现腰椎脓肿,则可在腰部、臀部触及脓性肿块;若出现腰大肌的巨大脓肿,则可在腹部触及膨隆肿块。

窦道

窦道是结核病病灶与体表之间形成的一个通道。脊柱结核病灶的脓液、坏死组织向远处流注,通过窦道流出体外。由于胸、腰背部肌肉丰厚,结核病脓肿直接向外破溃的情况比较少见,只有在伤口感染、反复不愈合的患者身上可以看到。若是颈椎脓肿,容易从颈部软组织薄弱的地方破溃涌出。若是腰骶部脓肿,易在臀部、腹股沟、大腿中上段形成窦道。窦道时而愈合,时而破溃溢液,溢出的脓液中可能夹杂着破碎的死骨、干酪样或蛋花汤样坏死组织。

神经症状

脊柱椎体由于骨质破坏变扁,脊柱发生驼背畸形,或者结核病病灶内的脓液、坏死物质、增生组织向后挤压脊神经,从而引发不同的神经症状。颈椎病变可能引发四肢症状,胸椎病变可能引发胸壁症状,腰椎病变可能引发下肢症状。神经受损时初起症状不严重,多表现为痛觉过敏,触电样、网套样神经感觉异常。随着神经受损时间延长、程度加重,患者症状逐渐严重,如感觉减退,肌力减弱甚至消失。若神经损伤进一步加重,脊髓受压迫,则患者可出现肢体不同程度的瘫痪。若骶神经受损,患者还会出现大小便失禁、性功能障碍等。出现神经症状的患者应当尽早卧床休息,以免病情加重。

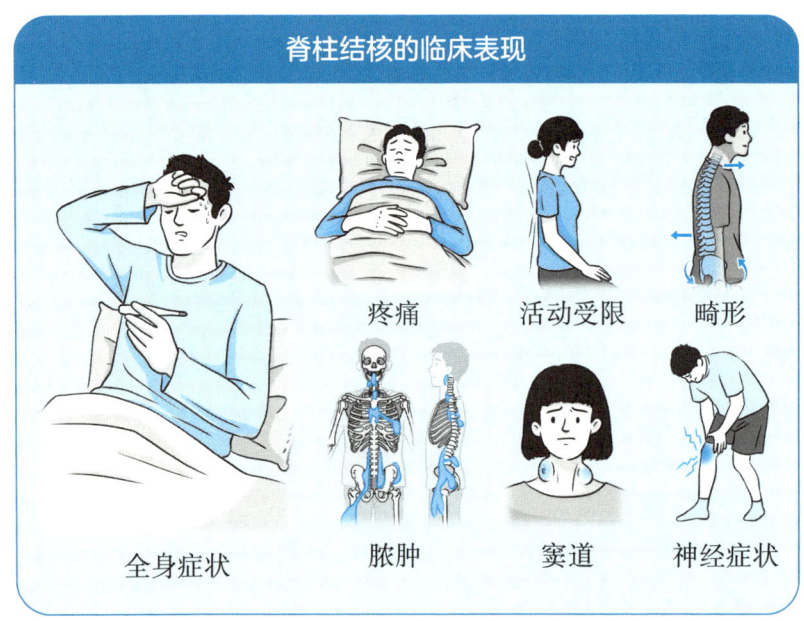

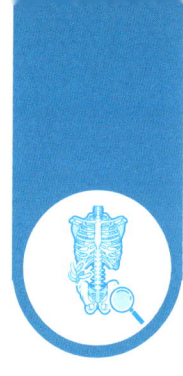

第三节 >>>
关节结核

关节结核是结核杆菌感染四肢关节,引起关节骨质破坏、功能丧失的感染性疾病。关节结核好发于四肢大关节,如肩、肘、腕、髋、膝、踝关节等,与风湿免疫性关节疾病不同,关节结核一般以单关节发病为主。其中膝关节结核和髋关节结核的发病率在关节结核中分别占第一位和第二位。在我国古代,膝关节结核被称为"鹤膝风",髋关节结核被称为"环跳痰",踝关节结核被称为"穿拐痰"。

关节结核根据病程,可分为早期、中期和晚期,其主要临床表现包括:

全身症状

关节结核患者多有形体消瘦、食欲不振、睡眠不安、盗汗乏力、午后低热等症状,体温一般不高于38℃。实验室检查结果显示患者处于贫血、低蛋白状态。

疼痛

关节内炎症反应、软组织水肿、脓液积聚、骨质破坏都是疼痛产生的重要原因。疼痛范围较广,表现为整个关节疼痛。病程早期疼痛程度较轻,随着病情的进展,逐渐加重。一般白天较轻,夜间明显。

肿胀

关节周围的肌腱、韧带、关节囊、关节滑膜等软组织水肿,关节腔内脓肿积聚都会导致关节肿胀,关节外观饱满。如果脓液量多,则触摸关节时会有明显波动感,行穿刺术后会有脓液流出。结核性脓肿和普通化脓性细菌感染引发的脓肿的最大区别在于:普通化脓性细菌感染引起的炎症反应较为剧烈,肢体局部皮肤发红,触痛明显,患者皮肤温度和体温都会明显升高;相对来说,结核性脓肿患者的局部皮肤不红,皮肤温度不高,体温低于38.5℃,故结核性脓肿又称为寒性脓肿或冷脓肿,这是骨关节结核的重要特征。

活动受限

关节结核患者存在关节屈伸、旋转等活动幅度减小的症状。早期,多因疼痛致肌肉痉挛性活动受限,关节往往固定于休息位以缓解疼痛,这是一种保护性制动措施。中后期,由于关节周围软组织挛缩、粘连,肉芽组织增生,骨质破坏,关节僵硬,各个方向的活动幅度减小。晚期,因骨性融合,关节活动功能完全丧失。

畸形

早期,由于关节肿胀而表现为外观畸形。中后期,由于肌肉萎缩、韧带松弛、骨质破坏、关节不同程度的半脱位而表现为结构性畸形。晚期,关节因畸形融合而表现为骨性强直,肢体固定于某一个体位,形成特别的外形。如肩关节部位可出现"方肩"畸形,肘关节部位可出现屈肘畸形,髋关节部位可出现屈曲短缩畸形,膝关节部位可出现"鹤膝"畸形。

窦道

关节结核性脓肿可从关节周围薄弱处穿破皮肤,向外破溃,形成窦道。窦道反复破溃流脓和愈合,流出的脓液中可能夹杂着破碎的死骨、干酪样坏死组织。随着脓液的流出,关节内压力得到释放,局部疼痛往往也能得到缓解。

早期,关节腔内出现滑膜炎,有液体渗出。中期,关节内结核肉芽组织增生、骨质破坏。早期和中期主要表现为关节疼痛、肿胀,轻微活动受限。晚期,全关节发生干酪样变性、骨质坏死、结构破坏、关节间隙变窄,关节发生骨性融合,主要表现除了关节疼痛、肿胀外,还有关节活动受限明显加重,甚至关节活动功能完全消失,关节外形改变,关节周围形成窦道。

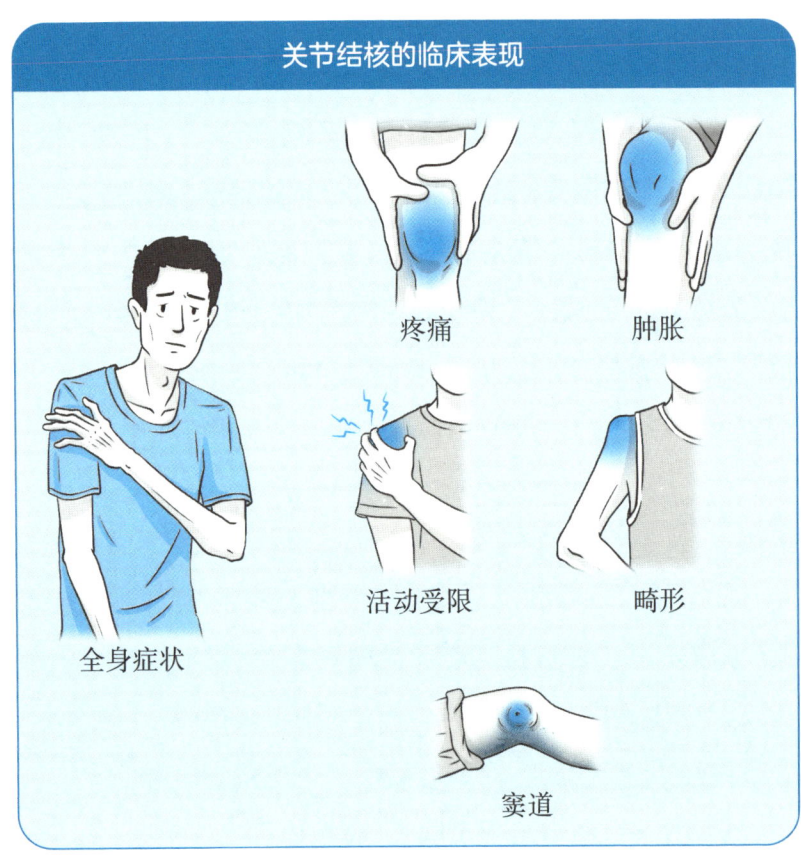

关节结核的临床表现

第 2 章

骨结核病的相关检查手段

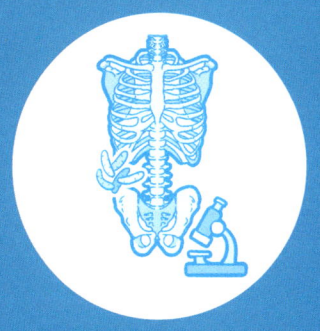

在这一章,我们将了解骨结核病诊断过程中可能会用到的各种检查手段。患者在面临各种检查手段的时候,往往会感到困惑不解。在本章开始之前,要说明一点:骨结核病的诊断并不像骨折那样通过某种影像学检查或某项化验结果就能精准做出,医生应在详细询问流行病史、进行体格检查的基础上,综合分析各项检查结果、化验结果后才能做出。因此,在临床上,医生通常需要用到多种检查手段。

第一节
骨结核病的通用常规检查手段

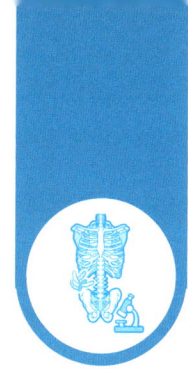

实验室检查

当结核杆菌感染人体后,体内的白细胞好比是人体的"卫士",会与之"战斗"(引起感染反应),白细胞计数、中性粒细胞计数升高。"战斗"结果导致炎性反应物出现异常,如红细胞沉降率(ESR)、C反应蛋白(CRP)水平升高。疑似骨结核病患者需要做抽血检查。当然,其他细菌感染也会引起白细胞计数、ESR、CRP水平升高,但结核感染引起的白细胞计数、ESR、CRP水平上升幅度远小于普通细菌感染引起的,如结核病患者的ESR较少超过60 mm/h(正常值为0~20 mm/h)、CRP水平较少超过80 mg/L(正常值为0~3 mg/L)。

影像学检查

若结核杆菌感染骨质,则会导致骨质、关节或椎体的形态改变、不规则缺损、软组织肿胀,甚至在关节或椎体周围形成脓肿。最常见的影像学检查是X线摄影、CT检查与磁共振成像（MRI）检查。

X线摄影

X线摄影由于操作快捷、方便，是疑似骨结核病患者的筛查手段之一。X线摄影主要用来观察脊柱曲度或稳定性，以及关节形态和关节间隙是否良好。对患者而言，X线摄影结果较CT检查、MRI检查结果更加直观、易懂，同时也能为后面手术方案的制订、术后评价提供参考依据。

CT检查

因为CT扫描仪分辨率高，早期未出现明显的骨破坏变化时，医生可以通过CT检查发现细微的骨质破坏，从而做出疑似诊断。同时，CT检查还可以用来360°观察关节、脊柱结构的改变，通过不同层面的影像评估骨质破坏的程度，为是否进行保守治疗或病灶清创术，以及清创到什么部位提供判断依据。

MRI检查

因软组织密度低，X线摄影和CT检查对软组织、脓肿、感染性病灶的显示程度远低于其对骨组织的显示程度。若出现关节结核、脊柱结核,且需要了解感染病灶与关节的关系、椎管内脓肿与脊神经的位置、椎体脓肿范围等,就需要做MRI检查。同时,关节内的滑膜、韧带、软骨、半月板、脊髓、椎间盘、脓肿病灶等在X线、CT下几乎不显影,MRI检查能将它们很好地区分开,有助于早期诊断、分析。

B超检查

B超检查与MRI检查一样,都是无辐射性检查。若患者存在关节脓肿、椎旁脓肿或关节积液,医生常用B超检查来初步确定脓肿的范围、深度,辅助定位,引导穿刺活检。

结核杆菌病原学检查

所谓结核杆菌病原学检查,就是对疑似骨结核病患者的骨组织、骨周围软组织、骨旁脓液、窦道渗出液进行检测,以寻找结核感染的依据。所以,这里有一个简单的逻辑需要大家提前知晓:若在骨组织、骨周围软组织、骨旁脓液、窦道渗出液中检测出结核杆菌,那就能确诊结核感染;即使没有发现结核杆菌,也不能排除结核感染,因为导致检测结果呈阴性的因素有很多,比如采样不合格、样本含菌数量过少、检测方法不够灵敏、前期使用了抗生素等。

拿到样本之后,接下来要做的就是检测样本中是否含有结核杆菌。通常有以下三种检测方法:

涂片抗酸染色

结核杆菌具有抗酸特性,一般的染色方法不易使其着色。但经过加温或者延长染色时间而着色后,它便有了抗酸特性,能抵抗强脱色剂盐酸酒精的脱色,从而在显微镜下呈现特定的颜色。但需要注意的是,除了结核杆菌具有抗酸特性,其他分枝杆菌比如非结核分枝杆菌和麻风分枝杆菌同样具有。因此,若涂片抗酸染色结果呈阳性,则只能说明分枝杆菌存在,但存在的是结核杆菌还是非结核分枝杆菌无法确定;即使结果呈阴性,也不能排除结核感染(表2-1)。连续检测3次以上可提高阳性检出率。

表2-1 涂片抗酸染色的意义

结果	意义
找到分枝杆菌	结核感染的可能性大,根据排菌量多少,结果表示为1+~4+
未找到分枝杆菌	此次检查未找到分枝杆菌,但不能排除结核感染

分离培养法

这就是大家熟知的"细菌培养"。分离培养法的结果是目前结核病诊断的"金标准"。将取出的化验样本放到特定培养基中进行培养,待培养一定时长后观察,如果能在培养基中观察到结核杆菌生长,则说明存在结核杆菌。这种方法费用低,但时间长,因为结核杆菌是一类惰性细菌,生长速度很缓慢,所以大部分培养结果要在约4周后才出来。若培养了8周仍未见结核杆菌生长,则可判断结果呈阴性。分离培养法有两种,一种是传统固体培养法,即前面描述的那种,另一种叫快速液体培养法,这种方法改进了培养基,缩短了检出时间,阳性样本检出时间平均为9天。若培养了42天仍未见结核杆菌生长,则可判断结果呈阴性。无论借助哪种培养方法,阳性结果都表示存在结核感染,阴性结果都不能用来排除结核感染(表2-2)。

表2-2 结核杆菌分离培养法的意义

结果	意义
见结核杆菌生长	存在结核感染
未见结核杆菌生长	不存在结核感染,或用该样本没有培养出结核杆菌,但不能排除结核感染

另外，一般在明确结核感染后，还需要进行药敏试验，其目的是保证药物治疗的有效性，指导医生选择合适的抗结核药物方案。

分子生物学方法

分子生物学方法可以用来检测样本中是否含有结核杆菌的遗传物质。在临床上，常采用以下几种分子生物学方法：

结核杆菌核酸检测 结果呈阳性表示在该患者的临床样本中检测到了结核杆菌；结果呈阴性表示未检测到结核杆菌，但这并不完全意味着患者体内无结核杆菌。

结核杆菌耐药基因检测 如果患者所感染的结核杆菌发生基因突变，导致对一种或几种抗结核药物耐药，那这部分药物的治疗效果就会欠佳。因此，对于疑似结核病患者，在检测其体内结核杆菌的同时，还要检测结核杆菌相关耐药基因，以便根据检测结果"对症下药"。

宏基因组二代测序 宏基因组二代测序是近些年新出的一种基因检测方法。其原理是将样本经过处理后的所有基因片段与基因数据库片段配对，若该样本中含有结核杆菌，则可通过DNA碱基对配对将其分离出来，从而做出诊断。不同于只能检测活性结核杆菌的分离培养法，宏基因组二代测序对检测样本中的结核杆菌是"死"还是"活"没有限制。宏基因组二代测序,不仅可以用来检测结核杆菌,还可以用来检测其他约2000种细菌,可以作为一种鉴别手段。那么,在有该检测方法的情况下,是否可以摒弃之前介绍的检查手段呢?答案是否。因为任何检查手段都有其局限性,该检测方法在结核杆菌DNA提取上略劣于结核杆菌核酸检测(如Xpert MTB/RIF);该检测方法过于敏感,有把环境菌或定植菌误判为致病菌的可能性。

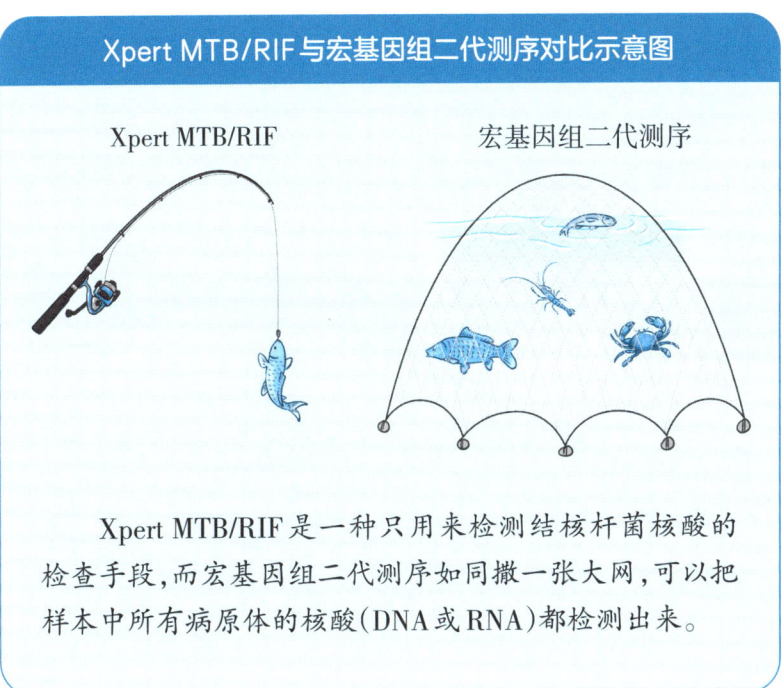

Xpert MTB/RIF 与宏基因组二代测序对比示意图

Xpert MTB/RIF 是一种只用来检测结核杆菌核酸的检查手段,而宏基因组二代测序如同撒一张大网,可以把样本中所有病原体的核酸(DNA或RNA)都检测出来。

细胞免疫学检查

结核菌素皮肤试验(TST)

这个试验主要通过观察患者对于结核菌素的反应程度来判断机体结核感染情况,目前常用的是结核菌素纯蛋白衍生物(PPD)试验。PPD是由结核杆菌培养物经过加热灭活和过滤浓缩制得的一种物质。结核杆菌、结核菌素、结核疫苗(如卡介苗)等抗原进入机体后,能使机体的免疫T淋巴细胞致敏,并大量分化增殖。当已致敏的机体再次遭受抗原入侵时,致敏淋巴细胞就会与抗原结合,引起变态反应性炎症,表现在结核菌素注射部位就是形成硬结,甚至出现双圈、水疱、坏死。也就是说,结核感染者,或者注射过卡介苗的人,都有可能出现PPD试验阳性结果。

新型结核菌素皮肤试验(C-TST)

C-TST和TST一样,也是基于Ⅳ型迟发型变态反应的一种皮肤试验,可用来判定人体是否存在结核感染。C-TST又称重组结核杆菌融合蛋白(EC)试验。EC是由高效表达结核杆菌 *CFP10-ESAT6* 基因的大肠杆菌,经发酵、分离和纯化后制成的。卡介苗和大多数非结核分枝杆菌均不含ESAT-6与CFP-10蛋白,因此EC试验不受这两者影响,用于检测结核感染具有操作简单、灵敏度高、特异性强的特点。

> **TST与EC试验**
>
> 在临床上,TST与EC试验均采用皮内注射,即将结核菌素或EC注入左前臂掌侧,48~72小时后观察皮肤反应,根据有无硬结或红晕平均直径大小判断反应强度。

TST或EC试验结果呈阳性有助于诊断,结果与卡介苗接种史(主要指TST)、个体免疫力有关,即使结果呈阴性也不能排除结核感染(表2-3)。需要注意的是,若感染时间短,机体免疫及变态反应尚未形成,或患者有严重感染、使用免疫抑制剂、有免疫缺陷,则TST与EC试验的反应性可能会降低。

表2-3　TST与EC试验结果判定原则

TST	EC试验
❶ 有卡介苗接种史者,硬结直径大于10 mm视为结核感染。 ❷ 无卡介苗接种史者、人类免疫缺陷病毒(HIV)感染者、接受免疫抑制剂超过1个月者、与病原学检查结果呈阳性的肺结核患者有密切接触的5岁以下儿童,硬结直径大于5 mm视为结核感染	❶ 红晕或硬结的平均直径不小于5 mm视为阳性反应,以大者为标准。水疱、坏死、淋巴管炎等情况均视为强阳性反应。结果呈阳性即表明存在结核感染。 ❷ 红晕或硬结的平均直径小于5 mm视为阴性反应。结果呈阴性不能排除结核感染

γ干扰素释放试验(IGRA)

该试验主要用来检测疑似结核病患者体内是否有被结核杆菌抗原刺激而致敏的T细胞。结果呈阳性表示存在结核感染,但是不能用来确诊活动性结核病;结果呈阴性对排除结核感染及结核病有一定的帮助(表2-4)。

表2-4 IGRA的意义

结果	意义
阳性	存在结核感染,但不能用来确诊活动性结核病
阴性	对排除结核感染及结核病有一定的帮助

病理检查

结核杆菌是一种特殊的致病细菌,感染人体后,会导致人体组织变性、坏死。取病灶组织进行病理检查,通过切片特殊染色,在内镜下可见特殊典型的肉芽肿,我们通常称之为"凝固性坏死"。这种表现绝非结核杆菌仅有,因为绝大多数分枝杆菌感染均可在病理检查报告上显现"凝固性坏死"。若病理检查结果提示"凝固性坏死灶",再结合其他检查结果,通常可做出诊断。

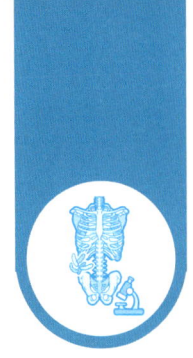

第二节 >>>
关节结核的相关检查手段

对于关节结核患者来说,关节腔积液穿刺引流术、关节积液化验是明确诊断的重要手段。通过对关节积液进行涂片抗酸染色、培养,找到结核杆菌的概率均较低。用分子生物学方法,如关节积液结核杆菌核酸(DNA或RNA)检测和宏基因组二代测序,有助于找到结核杆菌,协助诊断。

关节结核常规检查手段

体格检查

与其他常见关节疾病相比,关节结核具有比较典型与特殊的症状和体征,因此特征性体格检查有助于早期诊断。关节结核患者往往会出现膝关节肿胀,局部皮肤温度轻度升高(与其他常见关节疾病患者相比)。当关节结核患者出现明显的脓肿积液时,局部按压会引起波动感。特别是当髋关节结核患者出现明显的脓肿积液时,会表现为髋关节4字试验阳性,即不能完成跷二郎腿的动作。当膝关节出现脓肿积液时,表现为浮髌试验阳性,即按压髌骨时,会有膝关节骨骼碰撞的感觉。

实验室检查

关节受关节囊与韧带的束缚,组织相较于其他部位的致密,难以形成较大的脓肿,炎症指标(白细胞计数、ESR、CRP水平)不一定偏高。类风湿性疾病、痛风、梅毒、布鲁氏菌病同样可引起关节肿胀、积液或脓肿,因此当出现关节积液或脓肿而怀疑关节结核时,除了做血常规、ESR检查、CRP检查外,仍需做传染病五项检查、类风湿因子检查、抗链球菌溶血素O试验、生化检查(包括尿酸、肾功能等项目)、布鲁氏菌凝集试验、结核抗体五项检查、γ干扰素释放试验,以鉴别结核感染。

影像学检查

X线摄影 通过X线摄影,可以观察到关节的大体形状,关节有无变形(畸形),关节面是否平整,关节有无脱位。再结合体格检查结果,可为诊断后是否需要进行手术治疗提供参考依据。尤其对于膝关节结核患者而言,通过X线摄影可以观察膝关节有无内外翻,下肢力线是否正常,从而为膝关节结核患者进行置换截骨提供术前计划依据。

CT检查 CT检查中的扫描过程就像在切萝卜片一样。通过CT检查,可以观察到关节从上到下各个层面的骨质情况、关节面平整度、关节腔隙内有无异常大的坏死骨及关节面缺损范围,从而为医生制订合理手术方案提供依据。例如,若发现骨质轻微破坏,或单纯的滑膜结核,则可通过病灶清除术实现早期手术治疗;若发现严重的骨破坏、骨缺损,则需考虑进行关节置换术,甚至关节融合术。尤其是拟进行关节置换术的髋、膝关节结核患者,非常有必要做CT检查来评估骨缺损情况,从而为医生选择合适的假体提供重要参考依据。

MRI检查 对于关节结核患者,除了要关注关节的骨质情况外,还要关注组织是否存在结核感染,其结构是否完整,对关节的保护作用是否仍存在。这些组织就是关节周围软组织,如膝关节的交叉韧带、侧副韧带、关节囊,而这些结构的具体情况需要经过MRI检查才能了解。此外,关节周围胀肿的范围,也需要经过MRI检查才能明确。该检查有助于医生提前知晓手术病灶清除范围,并评估结核感染的严重程度。

B超检查 B超检查通常用来辅助医生在术前对病灶范围进行体表标记,以确定手术切口数量、切口长度和切口方式。对关节结核患者进行穿刺取样活检术时,往往也需要B超进行定位引导。这明显比徒手操作更准确,而且可以减少患者多次反复穿刺的痛苦。此外,B超检查还可以用来观察双下肢血管的通畅情况,避免关节结核引发血栓。

细胞免疫学检查

比较常用的细胞免疫学检查主要包括γ干扰素释放试验及结核菌素皮肤试验(如PPD试验)等。无论采用的是哪种细胞免疫学检查,只要结果呈阳性,都表示存在结核感染,但是不能用来确诊活动性结核病;结果呈阴性对排除结核感染及结核病有一定的帮助。

PPD试验结果呈阳性只能提示既往感染过结核杆菌,因为其受卡介苗接种或人体免疫力强弱影响。若重组结核杆菌融合蛋白试验结果呈阳性,则提示存在结核感染的可能性较大。

病原学检查

分离培养法 关节积液的分离培养法阳性检出率大约为63%,低于病灶组织的阳性检出率。

涂片抗酸染色 关节积液的涂片抗酸染色阳性检出率大约为30%。这可能是因为关节积液(脓液)是结核杆菌的排泄物，里面活菌的数量不多，且涂片受镜下视野影响。

分子生物学方法 分子生物学方法包括结核杆菌核酸（DNA或RNA）检测、结核杆菌耐药基因检测、宏基因组二代测序等。用分子生物学方法对关节积液（脓液）进行检测，结核杆菌阳性检出率明显高于其他病原学检查手段的阳性检出率。样本不同，阳性检出率也不同，从高到低依次是脓苔（炎性肉芽坏死物）、关节脓液、关节积液、死骨。

关节结核的特殊检查手段

关节结核的特殊检查手段，又称为关节活检，即为了明确诊断，对关节进行取样送检。通常取关节积液（脓液）、病变的炎性肉芽坏死物、死骨、分泌物等，进行病原学检查。

关节穿刺活检

关节结核通常会引起脓液的产生，这些脓液中可能含有结核杆菌。医生会建议进行关节穿刺，取这些脓液进行病原学检查，希望能够在其中找到结核杆菌，以诊断关节结核。

膝关节穿刺示意图

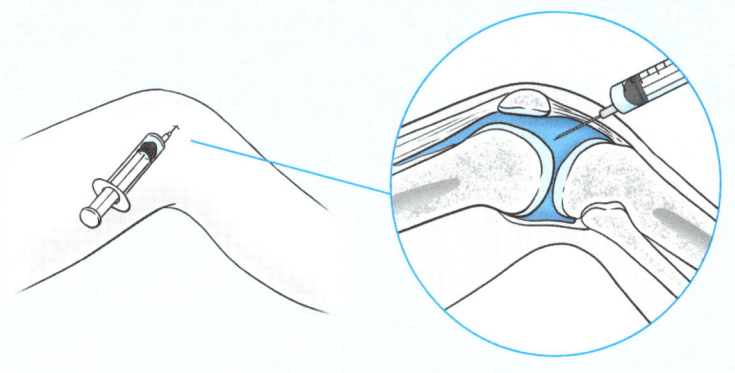

在无菌技术操作下,将注射器刺入膝关节腔内抽取积液。

B超引导下关节穿刺示意图

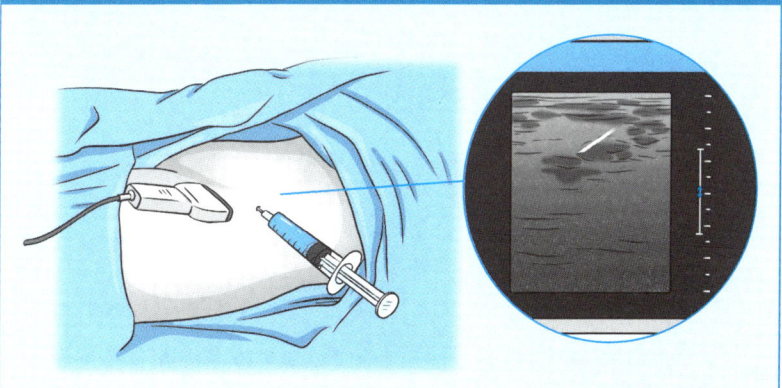

在B超引导下,将注射器刺入关节腔内抽取积液。该方法的优点是安全、微创、有效。

关节切开活检

若关节周围或关节腔内无明显脓液,或只有少量脓液,或脓液中有脓渣,预估难以通过注射器抽出脓液,则可在局部麻醉或全麻下行关节切开活检,以明确诊断。

关节镜下活检

关节镜检查和胃肠镜检查一样,是医学常用的检查手段。若无法通过简便方法获取病灶样本,患者又不同意进行切开活检,或医生希望给患者造成的创伤尽可能小一些,就会选择关节镜下活检,活检的同时还可以进行病灶清除。

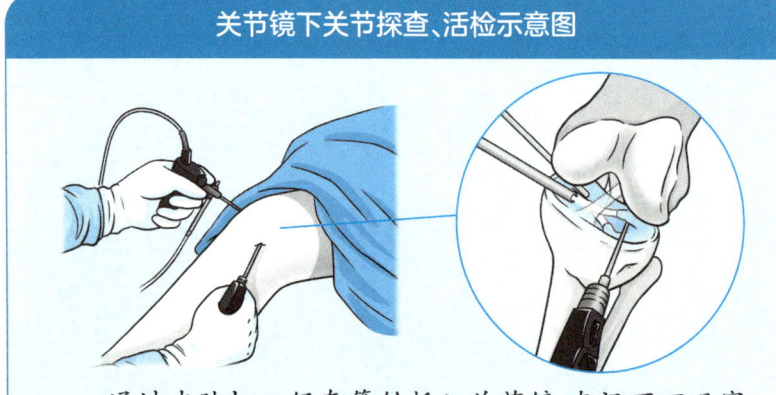

关节镜下关节探查、活检示意图

通过皮肤切口经套管针插入关节镜,直视下可观察各种关节组织结构的形态特点,以便及时发现病变。同时,通过取样活检,做病原学检查,可以明确关节内病变的性质和程度。

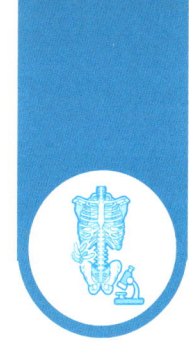

第三节 >>>
脊柱结核的相关检查手段

脊柱结核是发生在椎体后椎间隙、附件的结核病,常引发椎体塌陷、脊柱后凸畸形、椎旁或椎管脓肿,严重的患者可发生截瘫,后果比较严重。

脊柱结核的常规检查手段

体格检查

脊柱结核患者常因为产生脓肿或脊柱后凸畸形而使脊髓受压,出现神经症状,所以需要检查脊柱活动度以及躯干与肢体的感觉、四肢的肌力、腱反射是否正常,这对诊断、治疗有帮助。

实验室检查

检查就是为了诊断,实验室检查是最简便、最直接的方法。诊断结核感染时,除了要检查结核病特有指标外,还要鉴别排除其他疾病如曲霉病、布鲁氏菌病、贝赫切特综合征、梅毒性脊柱炎、强直性脊柱炎、多发骨髓瘤等引起的脊柱椎体破坏。因此,除了要做血常规检查、生化检查、CRP检查、结核抗体五项检查、γ干扰素释放试验(如结核感染T细胞斑点试验)外,还要做半乳甘露聚糖试验(GM试验)、布鲁氏菌凝集试验、类风湿因子检查、抗链球菌溶血素O试验、梅毒螺旋体检查、人白细胞抗原B27(HLA-B27)检查、血清L链或K链检查等。

影像学检查

MRI检查　疑似脊柱结核时,建议做MRI检查。因为脊髓、脓肿在CT与X线片上显示较差,脓肿大小、范围,是否压迫脊髓以及压迫的程度无法分辨,这些只能通过做MRI检查了解,而检查结果是制订手术方案的重要参考依据。此外,MRI检查本身也是一种鉴别诊断手段。

CT检查　脊柱结核会引起骨质破坏、脊柱失稳。借助CT检查,医生不仅可以动态观察脊柱骨质破坏在椎体的所在区域,也可以知道骨质破坏的程度,从而判断脊柱的稳定性情况,为采取保守治疗还是手术重建脊柱稳定性提供判断依据。

X线摄影　借助X线摄影,医生可以直观观察患者脊柱有无后凸畸形、侧弯,对患者脊柱情况有大体的认识,既可为制订手术方案提供参考依据,又可与术后情况进行对比。

B超检查 对于脊柱结核,B超检查的用途也不少,主要用于引导椎旁、腰大肌脓肿及脊柱流注性脓肿穿刺,也可用于确定椎体后方脓肿范围。此外,由于脊柱结核患者长期卧床,B超检查还可用于双下肢血栓监测。

冠状动脉CT血管造影（CTA）、CT静脉造影（CTV）检查 有些脊柱结核患者的骨质破坏位置紧邻主动脉,或手术入路就在主动脉附近。如腰4-5椎体结核患者,需要术前了解腹主动脉在第几腰椎前分叉成髂血管,以免手术损伤带来严重后果。

神经电生理检查 常见的主要有肌电图检查与术中神经电生理监测,其中肌电图检查主要用于术前对神经功能的评估。肌电图检查,有助于医生了解患者的神经损伤情况、明确诊断神经损伤,对医生判断手术节段、确定手术松解范围具有指导意义。而术中神经电生理监测,主要用于术中实时监测脊神经情况,为脊柱手术保驾护航,以免造成医源性操作损伤。

细胞免疫学检查 通常与实验室检查同步进行,其结果呈阴性时基本可排除结核感染,而结果呈阳性时既不能排除结核感染,也不能确认当前脊柱骨质破坏为结核感染所致。因为阳性结果只能代表患者感染过结核杆菌,至于当前是否再发或已经治愈,无法确定,同时它也受疫苗接种的影响。

病原学检查 病原学检查包括涂片抗酸染色、分离培养法、分子生物学方法,其中涂片抗酸染色阳性检出率最低,其次是分离培养法,最高是分子生物学方法。分子生物学方法是对脊柱病灶进行结核杆菌核酸(DNA或RNA)检测、结核杆菌耐药基因检测、宏基因组二代测序等,综合阳性检出率达60%~90%,其中一项检出结果呈阳性,便视为存在结核感染,但分离培养法结果呈阳性仍视为确诊结核病的金标准。

上述病原学检查,要有病灶样本才能进行。然而,由于脊柱结核病灶部位深、椎旁结构复杂,病灶样本获取不便。通常需要采用脊柱结核特殊检查手段即穿刺活检来获取病灶样本。

脊柱结核的特殊检查手段

超声引导下定位穿刺活检

腰大肌或椎体侧后方有脓肿时,医生会借助超声定位脓肿区域,在超声引导下将脓液抽出,进行分离培养、分子生物学检测。该方法多用于脊柱腰大肌脓肿、椎体脓肿流注在背部皮下或椎体侧方时的检查。

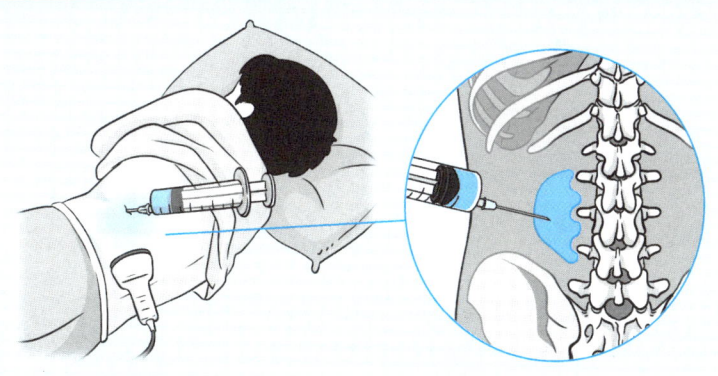

超声引导下腰大肌脓肿穿刺示意图

在超声引导下,确定腰部脓肿的范围、深度,实现可视化下的脓肿精准穿刺。这样可以最大限度减少穿刺带来的创伤,增强穿刺安全性,为结核病的早期诊断提供帮助。

X线引导下经皮椎体穿刺活检

因脊柱结核的病灶位于椎体内或椎间隙,病灶样本难以获取。当脓肿不在椎体侧方、无腰大肌脓肿时,医生通常需借助椎体成形术用的工作套管,在X线引导下经皮穿刺至椎体病灶区域,将病灶样本取出并进行病原学检查。

脊柱内镜下活检

脊柱内镜下活检是指借助脊柱内镜通过椎间孔、椎板间等原有脊柱生理结构通道,获取胸腰椎椎间隙、椎体内病灶样本。相较于其他微创活检,用该手段可以获取更多高质量的病灶样本,进而提高病灶样本内病原微生物的阳性检出率。在用该手段获取病灶样本的同时,还可以对脊柱内病灶进行有限范围的清除,必要时可以进行置管引流术,即在有限创伤的情况下,实现活检与治疗同步进行。

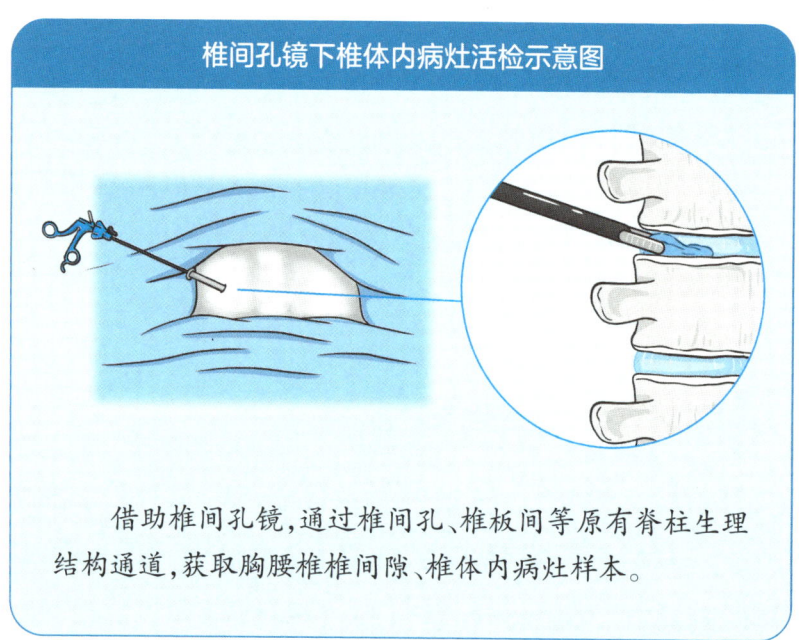

椎间孔镜下椎体内病灶活检示意图

借助椎间孔镜,通过椎间孔、椎板间等原有脊柱生理结构通道,获取胸腰椎椎间隙、椎体内病灶样本。

第 3 章

骨结核病的诊断过程

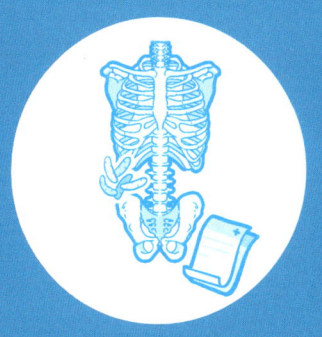

现如今骨结核病患者很少有典型的结核病体征与影像学特征性表现。诊断骨结核病是一个复杂的过程，医生往往需结合流行病史，以及在影像学检查、细菌培养、细胞免疫学检查、分子生物学方法、病理切片等的共同辅助下才能做出最终诊断。本章着重介绍关节结核、脊柱结核的诊断过程。

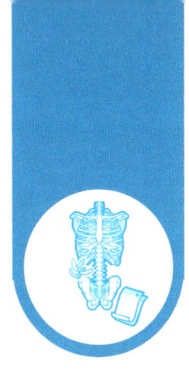

第一节 >>> 关节结核的诊断

诊断过程,即自遇到一个关节疾病患者后,从怀疑关节结核到鉴别、确诊关节结核的过程。这个过程涉及什么情况下需要怀疑关节结核、一般检查、特殊检查(确诊检查)、检查结果判断(确诊依据)、鉴别诊断,以及必要时的临床诊断。

什么情况下需要怀疑关节结核

有结核病病史并且出现相关体征

除了毛发和指甲外,人体的其他任何部位都可能被结核杆菌感染而出现相应的症状。肺结核是最常见的结核病,此外还有肝结核、肾结核、肠结核、淋巴结核等。因此,若有上述结核病病史,或正查出患有上述结核病,在并未治愈的情况下,合并有关节肿大、关节疼痛、关节活动障碍等体征时,需要高度怀疑患有关节结核。

出现关节结核可疑症状

结核病是一种消耗性疾病,当人体感染结核杆菌一段时间后,会出现低热、乏力、盗汗、体重减轻等全身症状,有些患者会在下午3~5时出现潮热、盗汗。肺结核患者可能出现咯血症状,舌红,苔少,脉弦;肝结核患者可能出现恶心、呕吐、右上腹痛;肠结核患者可能出现黑便甚至血便,腹痛;肾结核患者可能出现肾区痛、血尿。若出现上述症状,合并有关节肿痛、关节屈伸不利、窦道流脓、关节部位畸形、皮肤温度升高等情况,就需要怀疑可能患有关节结核。

结核感染T细胞斑点试验(T-SPOT)阳性

除上述两种情况外,还有一种情况,也需要怀疑关节结核。那就是在未出现明显关节骨质破坏、化脓的情况下,关节疼痛、肿胀,T-SPOT结果呈阳性,此时应考虑可能患有关节结核。血T-SPOT滴度越高,结核感染的可能性越大。

出现影像学表现及相关体征

若出现关节骨质破坏、关节脓肿等影像学表现,合并有关节化脓溃破、脓液溢出,脓肿呈灰白色或淡黄色,则需考虑关节结核。

诊断关节结核过程中的一般检查

结核病诊断是一个复杂的过程,在这个过程中,有两项重要的检查,那就是抽血化验和影像学检查。结核杆菌感染人体后,会被人体的T细胞识别,并与之发生免疫反应,从而形成免疫应答,因此可以通过T-SPOT结果是否阳性来佐证是否存在结核感染。任何感染性疾病都会引起炎症反应,可以引起血象或炎性指标发生变化,如白细胞计数升高、血红蛋白水平降低、ESR和CRP水平升高,因此还需要进行血常规检查、CRP检查。当然,如果最终诊断出结核病,则需要使用抗结核药物。抗结核药物存在肝肾功能损伤、心电图T波改变、胃肠道反应、视力模糊、听力减退等不良反应,因此治疗期间患者还需要做肝肾功能检查、尿常规检查、粪便常规+隐血试验、心电图检查、眼耳检查等。

第2章中谈到,T-SPOT结果呈阳性并不能证明一定患有关节结核,此时还需要鉴别排除一些疾病,做真菌G与GM试验、布鲁氏菌凝集试验、肿瘤标志物检查、类风湿因子检查等。

除了抽血化验,最重要的检查是关节部位的影像学检查。其中,X线摄影可以用来观察关节部位的结构与骨情况，CT检查可以用来观察骨的细微结构与破坏情况，MRI检查可以用来观察关节的骨破坏情况、软组织病变、关节脓肿大小及范围，三者相辅相成，相互补充。

关节结核的确诊检查手段

即使做了前面说的两项检查，仍然不能做出关节结核的诊断。但上述两项检查是必不可少的，除了用来佐证诊断外，确诊后治疗与复查时仍需要做。疑似关节结核时，如何才能确诊呢？要确诊关节结核，可以进行关节活组织检查，在关节组织中找到结核杆菌，这是金标准。

关节活检分关节穿刺活检和手术切开活检。当关节出现大量脓肿或积液，且脓肿或积液在 MRI 或 B 超下显示为液态，非干酪样或脓渣样时，可以进行关节穿刺术，抽液送检。当关节局部出现脓肿，皮下或髌上囊无明显脓液时，可以选择在 B 超引导下行关节穿刺活检。若无明显脓液，只存在关节骨破坏或滑膜病损、皮下软组织病损，则可以行手术切开活检，也可以选择在关节镜下清除病灶的同时进行取样活检。这里需要注意的是，取样过程中需要严格执行无菌操作，避免样本被污染。

关节结核的诊断

关节结核的诊断分确诊和临床诊断两种。确诊关节结核的金标准是从关节组织中分离培养出结核杆菌。通常用快速液体培养法，结核杆菌在9天左右能被分离培养出来，最长培养时间限定在42天。没有在关节组织中分离培养出结核杆菌，未必代表不是关节结核，因为培养结核杆菌需要一定的时间，且样本质量会影响结果，样本中有活的结核杆菌才有可能被分离培养出来。当然，由于Xpert MTB/RIF特异性非常高，当其结果呈阳性时，可确诊关节结核。同理，若结核杆菌核酸（DNA或RNA）检测结果呈阳性、结核耐药基因检测结果呈阳性，或病理检查结果中见特异凝固性坏死，则也可以确诊关节结核。

若在分子生物学方法、分离培养法结果均为阴性的情况下，T-SPOT结果呈阳性，同时排除了关节肿瘤、类风湿性关节炎、真菌性关节炎、特异性感染等，且使用抗结核药物治疗后，症状好转或炎症指标呈下降趋势，影像学表现趋于改善，则这类患者即为临床诊断病例。

需要与哪些疾病相鉴别

正如前面所述,当出现非典型关节结核临床表现,又无法立即确诊时,通常需要与以下关节疾病相鉴别。

化脓性关节炎

化脓性关节炎一般是由平时常见的非特异性细菌感染引起的,常见致病菌主要有金黄色葡萄球菌、大肠埃希菌、链球菌、铜绿假单胞菌等。由这类细菌引起的关节痛通常比较剧烈。相较于结核感染,化脓性关节炎发病更急,也更多见,可以表现为用手触摸皮肤感觉烫手(皮肤温度高),皮肤明显泛红。同时,有些患者高热持续不退,身体发寒战,关节肿胀比较迅速,甚至很快溃破流脓;血常规检查结果显示白细胞计数升高,借助关节穿刺可以发现关节液内有大量白细胞。

痛风性关节炎

痛风性关节炎的早期症状往往和化脓性关节炎很类似,表现为关节红肿热痛。但是痛风性关节炎患者通常有高尿酸病史、痛风病史,发病更急,临床上也更常见,同时常常有近期食用海鲜、豆制品、啤酒等物的饮食史。重症痛风性关节炎患者还有痛风石。早期或初发的痛风性关节炎与轻症关节结核及化脓性关节炎难以鉴别,可以通过实验室血液检测及关节液检测进行早期诊断。痛风性关节炎的实验室检查结果表现为常有尿酸水平升高,同时伴有ESR、CRP水平升高,部分患者伴有白细胞计数升高,关节液穿刺结果显示关节液内有尿酸盐结晶。

类风湿性关节炎

类风湿性关节炎作为一种免疫系统疾病,主要表现为早期多关节疼痛,特别是手、腕关节肿胀疼痛,同时伴有晨僵(早晨起床时关节活动不灵活)。初次起病常在青壮年期,具有一定的遗传倾向。关节结核早期应与类风湿性关节炎相鉴别,两者都可以表现为关节肿痛,实验室检查结果同样会显示ESR、CRP水平等炎症指标升高。但对于关节结核,一般以单个关节发病多见,多关节同时发病极少;大多数类风湿性关节炎患者常伴有类风湿因子阳性。作为一种免疫系统疾病,类风湿性关节炎也是结核感染的高危因素。当类风湿性关节炎患者出现单个关节明显肿胀、积液及骨质进行性破坏时,需要考虑并发关节结核的可能。

夏科氏关节病

夏科氏关节病是一种神经支配丧失的关节自损性疾病，由梅毒螺旋体感染引起。梅毒螺旋体会侵蚀周围神经，导致关节失去神经支配，出现亢进的自我"消化"过程。患者在病发过程中，皮肤感觉与运动功能可出现分离现象，久而久之会出现关节变形、皮肤瘙痒、关节运动障碍。夏科氏关节病的主要特点是关节破坏，但局部疼痛症状不明显，磁共振影像上不会出现明显的脓肿。同时，患者有特征性病史，如梅毒感染。因此，该病并不难鉴别，关键在于患者不能向医生隐瞒自己的疾病史。

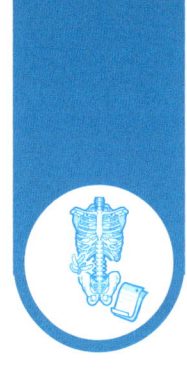

第二节 >>>
脊柱结核的诊断

脊柱结核的诊断过程基本上与关节结核的诊断过程类似,即通过收集病史、体征、症状,进行相关检查、判读结果、鉴别诊断等,做出最终诊断。本节在叙述这个过程中,与关节结核诊断过程中类似的地方就不做过多赘述,只在不同点上稍加阐述。

什么情况下需要怀疑脊柱结核

有结核病病史并且出现相关体征

呼吸系统结核病、消化系统结核病、泌尿系统结核病病史是脊柱结核的高危因素。同时,曾经做过心脏支架手术、肾动脉支架植入术、主动脉支架植入术及长期使用激素,近期有熬夜、疫苗接种、不洁饮食、肺结核接触史、椎体成形术、针灸治疗等情况,合并有脊背部疼痛、活动受限、肌力下降的患者,需要怀疑脊柱结核。

出现脊柱结核可疑症状

颈椎结核患者可出现颈肩疼痛、上肢放射痛;胸椎结核患者可出现胸背部疼痛、肋间放射痛;腰椎结核患者可出现腰背部隐痛、胀痛或者腹股沟胀痛,下肢放射痛,或疼痛部位以下皮肤感觉减退、肌力下降。当出现反复低热、盗汗、乏力等一般症状外,还出现上述症状时,应怀疑脊柱结核。

细胞免疫学检查阳性

若γ干扰素释放试验结果呈阳性,脊柱部位疼痛,伴随或不伴随相应的脊神经支配区域感觉、运动障碍,则要怀疑脊柱结核。

出现影像学特征性表现及相关体征

若影像学报告上出现明显的脊柱骨质破坏、脓肿,则要怀疑脊柱结核。若脓肿巨大,或顺着椎体前缘、侧方向邻近区域以及远部流动,则称为流注脓肿。因为患者无高热、寒战症状,所以这种脓肿又被称为寒性脓肿。在腰椎旁形成的脓肿称为腰大肌脓肿。患者可感到脊柱疼痛,站立时疼痛加剧,平卧时疼痛缓解。若脓肿压迫脊髓,则可出现相应脊神经支配区域的肌力下降、麻木等症状。

诊断脊柱结核过程中的一般检查

同关节结核的诊断过程一样,脊柱结核的诊断过程中也需要做常规检查,即血常规检查、ESR检查、肝肾功能检查、CRP检查、尿常规检查、粪便常规+粪便隐血试验、类风湿因子检查+抗链球菌溶血素O试验、肿瘤标志物检查、布鲁氏菌凝集试验、结核杆菌相关细胞免疫学检查、结核抗体监测等,以及关节结核诊断过程中没有的HLA-B27检查、血清(尿液)L链或K链检查。同时,针对疼痛部位还要进行X线摄影、CT检查、MRI检查。

诊断脊柱结核过程中的特殊检查

因为脊柱位置特殊,当椎体发生骨质破坏或椎旁出现脓肿时,样本很难轻易获取,需要采取一些特殊手段进行诊断。可以借助X线摄影、CT检查、B超检查等影像学手段引导穿刺,获取病灶区域的样本进行各项检测与检查。

当然,无论在什么部位取样本,整个取样过程都要求无菌操作,确保样本不被污染。将取出的样本进行结核杆菌核酸(DNA或RNA)检测、结核耐药基因检测、结核杆菌快速培养、一般细菌培养药敏试验。对于有条件的患者，可以进行宏基因组二代测序。

除了一般细菌培养结果呈阳性外，只要上述检查结果中有一项阳性，即可明确病灶内存在结核杆菌。当然金标准仍为通过快速液体培养法分离出结核杆菌。同时，还可以将病灶样本送检，进行病理检查。当病理检查结果显示特征性肉芽肿及结核抗酸染色结果呈阳性时，也可以实现结核感染的临床诊断。

虽然随着检测技术的进步，目前病灶样本的综合阳性检出率大幅提高，但仍有超过20%的患者不能实现临床诊断。当不能确诊脊柱结核，根据影像学表现及其他实验室检测结果，高度怀疑存在结核感染时，可以采取诊断性抗结核治疗。若经过抗结核治疗，患者疼痛缓解，脓肿减轻，神经症状好转，可视为结核感染临床诊断。

需要与哪些疾病相鉴别

化脓性脊柱炎

化脓性脊柱炎由环境中常见的非特异性细菌感染脊柱所致，主要致病细菌有金黄色葡萄球菌、链球菌、大肠埃希菌等。化脓性脊柱炎患者通常会感到脊柱部位疼痛（突发，较为剧烈），常伴有高热、寒战、普通止痛药物难以止痛的情况。这是因为化脓性细菌繁殖力强，大部分2小时繁殖一代，产生大量细菌毒素，引起高热、脓肿。这类细菌致病力较强，可引发椎体脓肿，进而压迫神经，导致肢体活动障碍甚至瘫痪。

由于抗生素的早期运用，不典型的化脓性脊柱炎往往很难与脊柱结核相鉴别。这时医生要根据经验及患者临床表现等进行综合判断，必要时通过对病灶进行穿刺活检来实现确诊。

真菌性脊柱炎

真菌性脊柱炎是一种比结核感染更为少见的脊柱感染性疾病，多见于肺部存在真菌感染的老年患者。真菌通过椎体旁的血管直接播散，引起脊柱感染。这类患者脊柱疼痛程度往往和结核感染患者一样，并不剧烈，较少发热，早期无症状，或仅有隐痛，持续数月至数年，直至疼痛突然加重或难以维持站立及行走才就诊。因此，真菌性脊柱炎早期很难与脊柱结核相鉴别，往往需要通过穿刺活检，发现病原菌才能实现确诊。

布鲁氏菌性脊柱炎

布鲁氏菌性脊柱炎是脊柱感染布鲁氏菌后出现的脊柱椎体破坏性疾病。布鲁氏菌是一种能够感染人和牲畜的少见细菌,常出现在牛、羊、猪等牲畜的体内或乳汁中。若接触或食用半生不熟的牛、羊、猪等牲畜,或食用杀菌消毒不合格的乳制品,则容易感染该细菌,从而引发脊柱、关节部位剧烈疼痛,持续而间歇性发热、盗汗,夜不能寐。布鲁氏菌感染早期会出现特征性、周期性发热。当患者出现菌血症时,可以通过血液培养分离出布鲁氏菌来确诊。当然,若布鲁氏菌免疫学检测结果呈强阳性,同样可以实现临床诊断。

库默氏病

库默氏病是脊柱骨折后出现不愈合的表现。患者一般有比较明确的外伤,出现脊柱骨折后早期未发现,或发现后未进行规范治疗,最终导致脊柱骨折不愈合,多好发于老年人。借助X线摄影及CT检查,可以见到原骨折处特征性"空气征",但借助MRI检查并不会见到明显的流注脓肿,实验室检查结果中也不会出现白细胞计数、ESR、CRP水平等炎症指标升高的情况。

脊柱肿瘤

脊柱肿瘤中原发的往往较为少见,绝大多数由脊柱外肿瘤转移引起,因此其他脏器的肿瘤病史对诊断脊柱肿瘤有重要意义。脊柱肿瘤主要表现为腰背部进行性疼痛,夜间会被痛醒,卧床时疼痛不一定能缓解,伴随体重进行性下降,食欲减退,脊背部局部形态改变,诊断性抗结核治疗无效。

脊柱终板炎

严重的脊柱终板炎,有时候很难与结核感染相鉴别,但脊柱终板炎多好发于下腰椎,同时患者多无结核病接触史及结核病相关症状。表现为缓慢持续的脊背部隐痛,通常无发热、盗汗、体重明显下降等情况,久坐久站可诱发脊背部疼痛,但经卧床休息能缓解。同时,实验室检查结果显示ESR、CRP水平无异常,3~6个月内影像学检查结果往往显示疾病不会出现明显的进展。

强直性脊柱炎

强直性脊柱炎是以骶髂关节和脊柱附着点炎症为主要表现的疾病,其临床表现以骶髂关节、腰部疼痛为主,夜间疼痛尤其明显,较少有发热表现。晚期可出现骶髂关节炎、脊柱竹节样改变等影像学表现,此时不难与脊柱结核相鉴别;但早期仅仅表现为磁共振影像上的水肿,此时容易被误诊为脊柱结核。强直性脊柱炎患者往往有家族病史,同时HLA-B27检查结果呈阳性。对于部分不典型患者,必要时进行脊柱局部穿刺活检来排除结核感染等的可能。

第 4 章

骨结核病的治疗方法

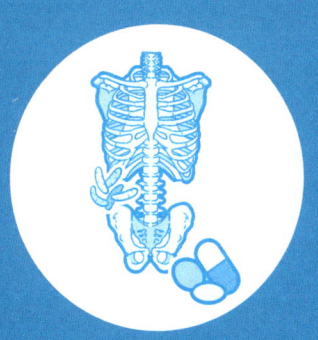

骨结核病是一种特异性慢性炎性病变,多发于血供丰富和负重大的骨质或活动较多的关节滑膜。体质虚弱及免疫力低下者易发病。其中,脊柱结核发病率最高,其次为关节结核。骨结核病的治疗方法包括药物治疗、营养治疗、局部制动、病灶清除术等,其中药物治疗始终是骨结核病的最基本治疗手段和中心环节。

第一节
药物治疗

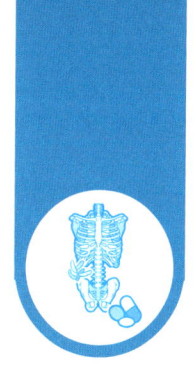

骨结核病的药物治疗原则

骨结核病的药物治疗原则与其他系统结核病的药物治疗原则基本一致,也应遵循"早期、联合、适量、规律、全程"的原则。其具体解释如下:

❶ 早期:要求早期发现,早期治疗。一旦确诊,不论是初治患者还是复治患者,都要及早抓紧治疗。

❷ 联合:联合用药是药物治疗的主要原则。2种或2种以上药物同时应用,可增强药物的协同作用,增强疗效,并可减少继发性耐药菌的产生。因此,在骨结核病药物治疗过程中,切忌自行中途停药,或者嫌麻烦经常漏服药物,这样很容易造成结核病治疗失败。

❸ 适量:每种抗结核药物都要用既发挥最佳效果,又不发生或少发生不良反应的剂量。剂量过小,不能抑制结核杆菌的生长、繁殖,易产生耐药性,影响疗效;剂量过大,则

易产生不良反应。

❹ 规律：按规定的方案在规定的时间内，坚持规律用药是治疗成功的关键。要遵守治疗方案中规定的药物剂量、给药途径及用药时间与间隔，避免遗漏或中断用药。

❺ 全程：保证完成方案所规定的疗程是确保疗效的前提。不得提早停止治疗，否则会使治疗的失败率和疾病的复发率上升。

常用的抗结核药物

为了理解抗结核药物联合治疗结核病的重要性，我们先回顾一下结核杆菌的感染过程。结核杆菌进入机体后，机体中的巨噬细胞可以吞噬结核杆菌，但无法将其杀灭，巨噬细胞内的结核杆菌仍然会继续生长、繁殖。巨噬细胞破裂崩解后释放出来的结核杆菌会感染新的巨噬细胞，从而形成病灶。在庞大的结核杆菌群（如一个结核空洞中可含有1亿个以上的结核杆菌）中，大部分病菌是快速生长菌。一般来说，它们对抗结核药物，如异烟肼、利福平、链霉素等比较敏感，易被杀灭，因此不少结核病患者经过短期的规范治疗后，症状常明显好转甚至消失，痰中结核杆菌数量显著减少，甚至一时出现痰菌阴转。但其中还有一些代谢缓慢或间歇性代谢的病菌，它们可长期潜伏于巨噬细胞或闭合的干酪样病灶内，我们称之为持留菌。这些持留菌是引起结核病复发、恶化的主要根源。因此，须选用对持留菌有杀灭作用的药物进行较长时间的治疗，以达到彻底治愈、减少或防止复发的治疗目的。

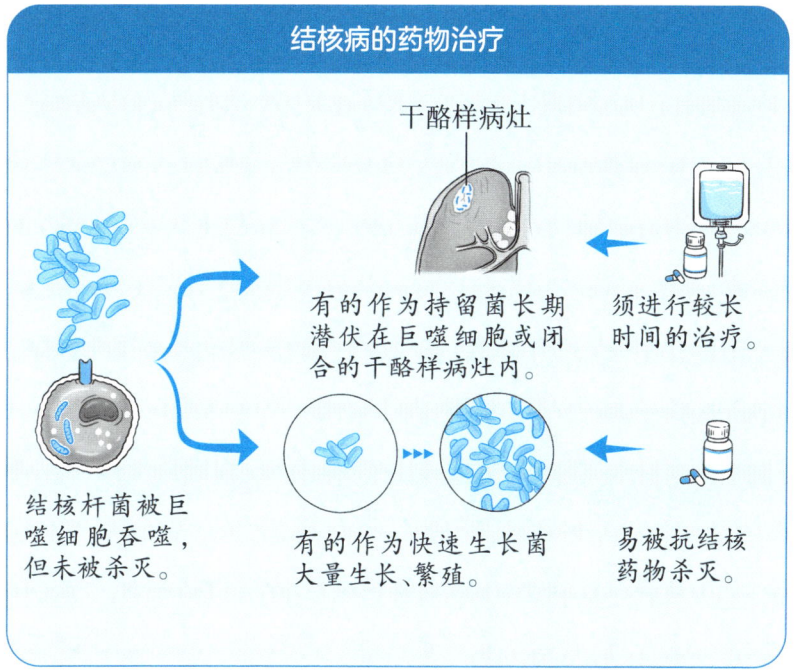

异烟肼

异烟肼是关键性的抗结核药物之一。它能够渗入巨噬细胞，通过抑制细胞内外结核杆菌细胞壁中的分枝菌酸的合成，使结核杆菌丧失多种能力，如抗酸染色和增殖能力，最终导致结核杆菌死亡。异烟肼对生长旺盛的结核杆菌有杀灭作用，是一类重要的抗结核药物。

利福平

利福平除了具有抗结核作用，还是一种广谱抗生素。也就是说，它可以对很多种细菌起到杀灭作用，比如金黄色葡萄球菌感染，也可以使用利福平联合其他抗生素进行治疗。利福平杀灭结核杆菌的机制在于抑制细菌体内 RNA 的合成。它对细胞内外代谢旺盛和生长缓慢的结核杆菌均有一定作用，常与异烟肼联用。利福平有一定的不良反应，如胃肠道不适、流感样综合征，有时可引发短暂性肝肾功能损害、白细胞计数降低、血小板计数降低等。

吡嗪酰胺

吡嗪酰胺能杀灭巨噬细胞内酸性环境中的结核杆菌，其不良反应有高尿酸血症、关节痛、胃肠道反应和肝功能损害。

链霉素

链霉素为广谱氨基糖苷类抗生素，对结核杆菌有杀灭作用，能干扰结核杆菌的酶活性，抑制蛋白质的合成，但对细胞内的结核杆菌作用较小。链霉素常见的不良反应为听力受损，因此长期使用链霉素的患者一定要定期检测听力。出现听力下降等症状时，需要及时就诊，让医生调整用量或改用其他抗结核药物。另外，妊娠期患者慎用链霉素。

乙胺丁醇

乙胺丁醇有抑菌作用，与其他抗结核药物联用时，可延缓细菌对其他药物产生耐药性的速度。乙胺丁醇有不良反应很少的优点，但有时会引起胃肠道不适。用药剂量过大时，可引起视神经炎、视力减退、视野缩小、中心盲点、红绿色盲等，停药后多能恢复。

化疗方案

化疗是化学药物治疗的简称，骨结核病的化学药物治疗即骨结核病化疗，化疗方案涉及用药时间，以及不同时间段使用的药物、剂量。骨结核病的药物治疗通常分为强化期和巩固期两个治疗阶段，由于强化期需要迅速控制结核病，这个时期使用的药物比较多；巩固期治疗药物有所减少，以杀灭静止期的结核杆菌为主。目前骨结核病的化疗方案按疗程长短可以分为标准化疗方案、短程化疗方案及超短程化疗方案等,但是关于疗程长短尚没有统一的界定,学术界主流观点还是遵循标准化疗方案。无论采用何种化疗方案,治疗过程中都需要严密监测药物的不良反应,并及时处理。

下面主要对标准化疗方案进行简单的介绍。

自抗结核药物问世以来,经过多年临床应用及疗效观察研究,目前业内已经形成骨结核病的标准化疗方案,即每天联用异烟肼、利福平、乙胺丁醇、吡嗪酰胺,初始3个月需要四药联用,这一时期称为强化期。强化治疗3个月后可以停用吡嗪酰胺,继续用异烟肼、乙胺丁醇及利福平,疗程为9~15个月,这一时期称为巩固期。总疗程为12~18个月。

耐药骨结核病的治疗方案是怎样的呢？我们先解释下何为耐药结核病。耐药结核病是指患者感染的结核杆菌对药物的敏感性下降甚至消失,致使药物疗效降低或无效,通俗地说,就是这些药不好使了。

按照耐药程度的不同,耐药骨结核病可分为：

❶ 单耐药骨结核病:骨结核病患者被证实对一种抗结核药物耐药。

❷ 多耐药骨结核病:骨结核病患者被证实对异烟肼、利福平等一种以上的抗结核药物耐药,但不包括同时对异烟肼、利福平耐药。

❸ 耐多药骨结核病:骨结核病患者被证实至少同时对2种

主要一线抗结核药物如异烟肼、利福平耐药。
4 广泛耐药骨结核病:骨结核病患者被证实除同时对异烟肼、利福平耐药之外,对任何氟喹诺酮类药物也耐药,还对其他二线抗结核注射药物中的至少一种耐药。

治疗耐药脊柱结核时应充分考虑患者的特殊性,根据患者以往的用药史和药敏实验结果,详细了解耐药的具体情况,制订个体化治疗方案。一线抗结核药物包括异烟肼、链霉素、利福平、乙胺丁醇、吡嗪酰胺,这些药物疗效好且不良反应少,是初治结核病时的首选用药。除了一线抗结核药物以外的其他抗结核药物均为二线抗结核药物,二线抗结核药物的主要作用是抑菌,不良反应比较多。世界卫生组织(WHO)推荐以一线抗结核药物和二线抗结核药物联用来治疗耐药结核病,用药过程中须观察和处理药物的不良反应。

中医药治疗

中医药治疗骨结核病也有其独特之处。骨结核病属于中医"骨痨""流痰"的范畴。中医认为,这种疾病多因内受先天不足,后天骨髓失养,外受邪气入侵所致。风寒湿邪乘虚而入,导致痰浊凝结,留在骨骼中。中医在治疗骨痨时,用扶正祛邪的治疗原则,正所谓"正气存内,邪不可干"。传统上将本病分为初期、成脓期、溃后期三期。初期,证见虚寒痰浊凝聚,治宜补养肝肾、温经通络、散寒化痰,方用阳和汤加减;成脓期,治宜扶正托毒,方用托里排脓汤加减;溃后期,证见阴虚火旺、气血亏虚、脾胃虚弱,方用六味地黄汤或人参养荣汤等。

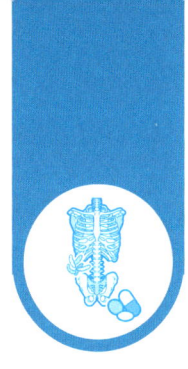

第二节 >>>
手术治疗

脊柱结核的手术治疗

脊柱结核患者体内的结核杆菌往往会破坏脊柱中的椎体或邻近组织，破坏过程中产生的脓液及组织将压迫邻近椎体的组织如脊髓、神经根等，并且由于椎体被破坏，脊柱会失去稳定性，导致后凸畸形，进一步加重对脊髓、神经根的压迫。

如果脊髓、神经根这些组织被压迫，患者就会出现相应神经支配节段的一系列症状，如下肢感觉异常、疼痛，甚至瘫痪等。因此，手术的目的一是在保护脊髓、神经根等的同时尽量清除病变组织，解除其对脊髓、神经根的压迫，从而促进神经功能恢复；二是矫正或改善脊柱畸形，并使脊柱即刻恢复稳定，从而促进患者康复。但是，需要我们注意的是，选择外科手术治疗在目前只是抗结核药物治疗的辅助手段，术前及术后不能坚持长时间规范治疗的患者结核病复发率明显高于术前及术后都坚持规范治疗的患者。

手术指征

所谓手术指征,就是判断患者需要进行手术治疗的标准,医生根据患者的病情、疾病类型、临床症状以及实验室检查结果等进行综合评估。选择手术治疗脊柱结核时应全面考虑病灶破坏程度,患者全身状态,有无脊柱畸形及脊柱的稳定性等因素。一般认为以下情况符合手术指征:

❶ 严重的脊柱后凸畸形或后凸畸形逐渐加重。
❷ 椎体破坏严重。
❸ 椎体破损,导致脊柱失稳。
❹ 对于脊柱结核导致不完全瘫或完全截瘫者,影像学检查发现椎管内存在压迫脊髓的病灶。

手术时机

脊柱结核患者什么时候适合做手术?并不是所有患者都如大家一般认为的那样越早手术越好。手术前患者需要做充分的术前准备,达到一定的标准才适宜接受手术治疗。手术前患者需要规范治疗14~28天,症状较之前减轻,ESR、CRP水平下降至合适范围内(非必须),无严重贫血及低蛋白血症,心肺功能无手术禁忌。达到这些标准的脊柱结核患者基本可以进行手术治疗,但也有例外的情况,比如出现明显的脊神经受压表现或截瘫,但没有达到上述标准的患者应尽早进行手术治疗。

手术方式

脊柱结核患者病变情况不同,相应的手术方式也不同。椎体或邻近组织破坏,导致脓液及病灶组织产生,此时应采取病灶清除术;病变组织进入椎管,导致椎管内脊髓及神经根受压,此时应采取椎管减压术;椎体破坏后会产生脊柱后凸畸形,导致压迫进一步加重,此时应采取畸形矫正术;将病灶组织清除后,空缺的地方需要植入新的骨组织进行填补,并促进局部骨质融合,促使骨质生长在一起,即采取植骨融合术;在植入的新骨组织没有与周围组织生长在一起的时候,需要一个临时支架以维持脊柱的稳定性,即采取器械内固定术。病灶清除术、椎管减压术、畸形矫正术、植骨融合术及器械内固定术均为脊柱结核的常用手术方式,应根据患者的具体情况选择不同的手术方式或组合。

病灶清除术 脊柱结核病变包括死骨、干酪样坏死物质、结核肉芽肿、脓肿及椎间盘病变,大部分病例有多种组织成分遭到破坏。对脊柱结核患者采取病灶清除术时,直接至病变发生部位,将死骨、脓液以及结核肉芽组织完全清除,并于局部放置一定量的抗结核药物。清除病灶中的坏死物质时必须仔细、彻底。"彻底"主要是针对病变组织而言,病变组织被清除了即可视为"彻底",但骨结核病脓肿病灶往往与正常组织界限不清,所以"彻底"清除病灶往往是相对的,对于残余的病灶术后仍然需要进行药物治疗。

植骨融合术 脊柱结核外科治疗中植骨融合术是常规手术方式之一。清除病灶后必须进行骨移植,才能修复骨缺损、恢复椎体高度、重建脊柱的稳定性。

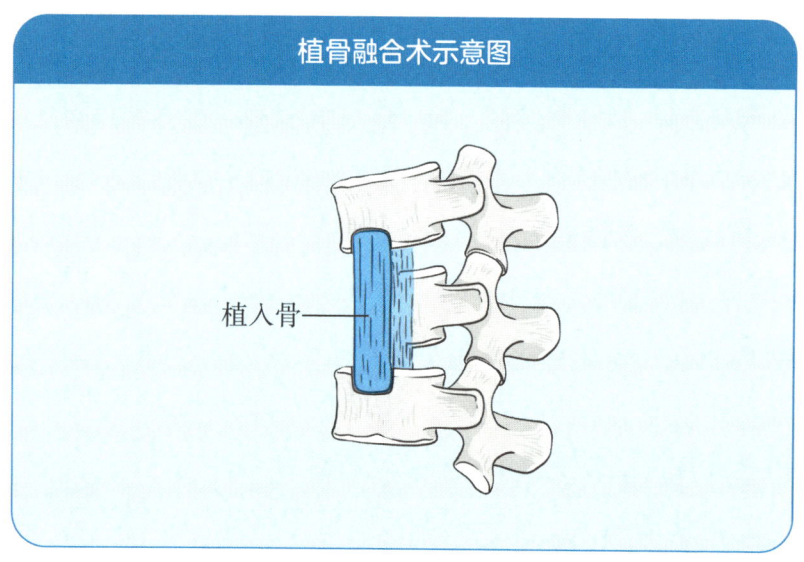

植骨融合术示意图

植骨融合术中常用的材料包括自体骨(患者自身的骨组织)、同种异体骨(别人身上的骨组织,同种就是指均属于人骨,异体则是指不同的个体)以及合成材料。在进行植骨融合术过程中，植入骨的作用是显而易见的，它可以通过成骨作用(内含成骨细胞，一旦植入合适的环境就能够直接形成新骨)、骨诱导(内含成骨诱导蛋白，能够刺激植骨区周围的间充质干细胞发展成成骨细胞，从而形成新骨)、骨传导(能为血管的长入和新骨的形成提供一个支架)3个环节促进骨愈合。

自体骨移植是目前骨移植的金标准，具有成骨性、骨诱导性和骨传导性等优势，从而避免了免疫反应、组织相容性、疾病传播或高医疗费用等问题。但缺点是患者取骨后疼痛，取骨处伤口出血、感染、感觉麻木、皮神经受损，取骨量有限等。自体骨常见的取骨部位为髂骨、肋骨以及腓骨。同种异体骨来源广泛，需要通过冷冻或冻干法加工处理，具有骨诱导性及骨传导性等优势，但排斥反应大，骨愈合概率低，发生崩塌、脱出、不愈合等合并症的风险大，并存在疾病传播的问题。常用的合成材料为无机植骨材料，由硫酸钙、羟基磷灰石或磷酸钙等构成。无机植骨材料只具有骨传导性，所以常与其他成骨性或骨诱导性融合材料联合应用，它具有无毒、无免疫原性的优势。

因此，人们逐渐开始开发新的植骨替代材料。理想的植骨替代材料除了具有成骨性、骨诱导性和骨传导性的优势，还应该提供足够的力学支撑。

器械内固定术 器械内固定术在脊柱结核治疗中的作用包括:重建脊柱稳定性,恢复脊柱正常负重,为植骨愈合创造良好的稳定环境,避免植骨块的脱出、塌陷、吸收,促进植骨愈合,明显缩短患者术后卧床时间,利于早期下床活动,明显减少长期卧床的并发症,减轻患者的痛苦;矫正畸形,防止畸形复发。以前,传统的治疗理念认为内固定器械作为一种异物,在植入结核病病灶后,可能促进病灶蔓延,甚至可能造成植骨溶解。现在的观点认为结核杆菌对金属内置物黏附性差,增殖力较弱,因此结核病患者可以植入内固定器械。

术后处理

术后常规使用抗生素、激素及脱水药物进行治疗。拔出引流管后,患者可在支具保护下下床活动。术后与术前采用一致的抗结核治疗方案。强化治疗后,停用吡嗪酰胺,继续用异烟肼、利福平、乙胺丁醇进行联合治疗。定期复查血常规、肝功能、ESR和CRP水平等指标。定期去医院检查,通过X线摄影、CT检查及MRI检查观察植骨融合情况、矫形角度是否丢失,以及内固定器械是否有松动、断裂等情况。

关节结核的手术治疗

结核杆菌通过呼吸系统或消化系统侵入人体并形成原发灶,结核杆菌在原发灶繁殖后经过淋巴液或血液播散到全身各脏器。在经过特别是网状内皮系统的骨关节时多数结核杆菌被巨噬细胞所吞噬,而极少数结核杆菌潜伏下来,一旦人体抵抗力降低,潜伏在感染灶中的结核杆菌就会生长、繁殖,突破包围的组织而发病。结核杆菌可感染肩、肘、腕、髋、膝、踝关节等。关节结核病程可分为早、中、晚三期,早期包括起源于滑膜的滑膜型结核和起源于骨质的骨型结核,晚期可进一步破坏关节及其周围组织,而发展为全关节结核。但是关节结核具有缺乏特异性临床表现、早期诊断较为困难等特点,待发现后,关节往往出现明显破坏或畸形,关节功能部分丧失。手术治疗是避免关节被进一步破坏或保留其一定功能的必要手段。具体是否需要手术还要看患者有无手术指征。

手术指征

并不是所有关节结核患者都需要手术治疗,当患者出现以下情况时建议进行手术治疗:规范抗结核药物治疗后,关节红肿、疼痛仍未见缓解,且有加重趋势;关节肿胀明显,影响关节屈伸活动,药物治疗后肿胀未消除,反而继续增大;关节弹响,关节活动、负重功能受限明显,患者日常生活受影响;关节上出现窦道,伴或不伴液体流出。

手术时机

和脊柱结核患者一样,并不是所有关节结核患者都如大家一般认为的越早手术越好。手术前患者需要做充分的术前准备,达到一定的条件才可以进行手术治疗:通常是关节症状较之前减轻,ESR、CRP水平下降至合适范围内(非必须),无严重贫血及低蛋白血症,心肺功能无手术禁忌。

手术方式

关节镜下病灶清除术 关节镜手术因创伤小、恢复快的特点,已成为骨关节外科常规诊疗手段,关节镜在关节结核的诊治中同样具有优势。借助关节镜,可以观察整个关节的病变情况,且能清除关节腔内大量病变滑膜、致病菌、干酪样物质和炎症介质,在很大程度上减轻或消除患者关节疼痛,最大限度地恢复患者关节的功能,减轻结核性脓肿对关节骨和软骨的侵蚀与破坏,在改善症状的同时,为后期关节功能重建奠定更好的基础。另外,在初次无法确诊关节结核的情况下,或病变在关节腔内,无法简便获取病灶样本时,可借助关节镜进行病灶活检。

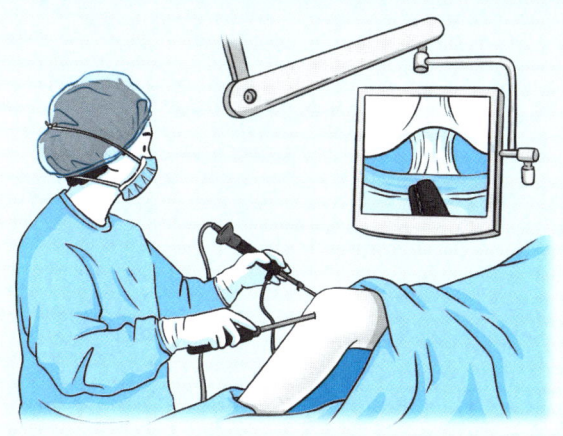

关节镜下病灶清除术示意图

借助关节镜,既可以观察关节的病变情况,又可以清除关节腔内大量病变滑膜、致病菌、干酪样物质和炎症介质。

切开病灶清除术 对于软组织破坏及关节内脓液较多,难以采用关节镜手术方式的关节结核,临床上常采用切开病灶清除术。通过切开病灶清除术,可以将病变软组织(如肉芽组织、干酪样组织、脓腔壁等)、脓液彻底清除,还可以使用生理盐水等无菌或灭菌介质对病变关节进行冲洗,术后也可放置对冲引流管进行持续冲洗,彻底清除病灶。

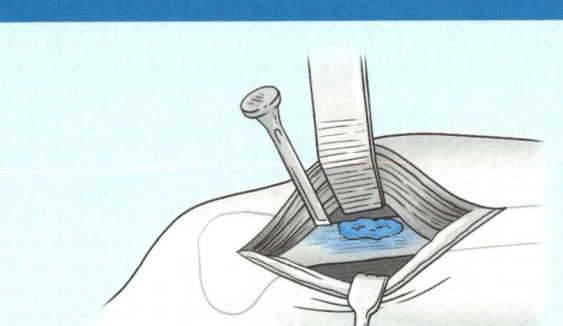

切开病灶清除术示意图

通过切开病灶清除术,可以将脓液、病变软组织(如肉芽组织、干酪样组织、脓腔壁等)彻底清除,也可以使用生理盐水等无菌或灭菌介质对病变关节进行冲洗。

关节融合术 病程较久患者的病灶会穿破关节面,进入关节腔,使关节软骨面、关节内韧带受到不同程度损害,此为全关节结核。全关节结核必定会导致不同程度的关节功能障碍。若全关节结核不能得到有效控制,便会出现继发感染,甚至破溃,形成瘘管或窦道,此时关节已完全毁损。此类患者可选择关节融合术。在病灶组织被彻底清除后,将关节固定在功能位,可以起到缓解疼痛、重建关节稳定性、防止病情进一步加重的作用。

关节置换术　对于晚期关节结核,特别是髋、膝关节结核,用传统方法虽能治愈,却无法显著提高患者的生活质量,只能以牺牲关节的活动度、灵活性为代价控制结核病病灶的进展,因此为了提高患者生活质量,可选用关节置换术。膝关节置换术是将股骨远端、胫骨近端病变骨质以及膝关节病变内软组织去除,将膝关节假体置入原病变膝关节,即在清除病灶的同时,置入关节假体以重建关节活动度及稳定性,提高患者的术后生活质量。

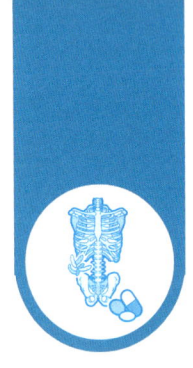

第三节
骨结核病常见并发症的治疗

骨结核病容易引发各种并发症,特别是围手术期容易出现由手术引起的各种并发症,其中并发症分为术中并发症、术后早期并发症及术后晚期并发症。常见的并发症及处理方法如下:

应激性并发症

应激性并发症为术后早期常见的并发症,常见的有应激性溃疡及应激性精神障碍等。主要表现为黑便、呕血及腹部疼痛等上消化道出血的症状;术后胡言乱语,语音不清,意识异常。处理:尽量缩短麻醉及手术时间,减少手术出血,常规给予胃黏膜保护药物治疗,少使用非甾体类及激素类药物。若患者出现应激性精神障碍,则给予镇静药物治疗。

腹胀、腹痛

患者早期以卧床为主,或因惧怕疼痛不愿翻身及进行其他床上活动,胃肠蠕动减慢、功能低下,肠内容物堆积潴留,积气、积液,导致腹痛、腹胀。患者在床上应适当活动四肢,做扩胸、直抬腿及膝关节和踝关节的屈伸等运动,根据医嘱早期下床活动,促进肠胃功能快速恢复。顺时针按摩腹部也有利于缓解腹胀。可根据病情合理摄取高热量、高蛋白、高维生素的食物。多食萝卜汤可促进肠蠕动。禁食牛奶、豆类、油炸物等易产气或含糖多的食物。口服药物(促胃动力药、缓泻剂等)可以促进胃肠排空。对于顽固性腹胀,可酌情进行胃肠减压。

便秘

脊柱或者下肢手术后患者卧床时间长,胃肠蠕动减慢,摄入食物及水分较少,加上排便习惯改变及心理上的不适,排便受影响,导致便秘发生率较高。如出现便秘,可通过腹部按摩等方式进行改善,可顺时针按摩下腹部,使粪便下移,协助排便。每天多饮水,防止大便干结。多食用新鲜蔬菜、水果,补充膳食纤维,保持肠道通畅。排便确有困难者,可使用导泻药物,如番泻叶、开塞露等,必要时采用灌肠法或人工取便法。

下肢深静脉栓塞

下肢深静脉栓塞为术后早期并发症,主要表现为下肢皮肤温度降低,下肢肿胀、疼痛。处理:术前进行下肢静脉彩色多普勒超声检查;术前12小时应用低分子肝素;术中尽量避免对静脉的牵拉;术后鼓励早期开始下肢的肌肉收缩锻炼,瘫痪患者要及时进行被动肌肉锻炼或按摩;应用下肢间断气囊压迫装置;术后严密观察生命体征,患肢颜色、温度,感觉和脉搏,每日测量并记录患肢不同平面的周径。有明确血栓者,应进行抗凝治疗。

胸腔积液

胸椎结核手术后胸腔出现积液,往往是比较常见的现象,但是要根据胸腔积液量的多少来决定下一步的治疗。这时要通过做胸部彩色多普勒超声检查,来明确胸腔积液量的多少。一般量少时胸腔积液可以被自行吸收,如果量过多会造成患者呼吸功能受损,此时应做胸腔闭式引流术放出积液,同时对积液进行化验,根据积液的性质加用抗生素或补充白蛋白并进行其他相关治疗。

内固定器械松动、断裂

内固定器械松动、断裂不常见,为术后晚期并发症,主要表现为手术部位不适或疼痛。处理:术中选择合适的内固定器械,医生操作仔细;术后进行规范抗结核治疗,佩戴支具时间要足够长,卧床时间要充分,避免过早负重。一旦发生内固定器械松动、断裂,需进行二次手术治疗,扩大固定范围,重新植骨,延长卧床及佩戴支具时间,进行抗骨质疏松治疗,术后随访内固定器械有无松动。

复发

复发是指骨结核病患者手术治愈1年以后由于某种原因,导致原病灶复活。处理:施行规范、长疗程的抗结核治疗,积极处理耐药菌株,做结核杆菌药敏试验,使用敏感抗结核药物,完善术前准备后进行二次手术治疗,术后改善营养不良状况,增强抵抗力。

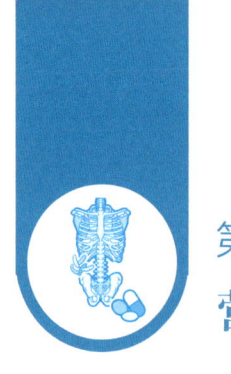

第四节 >>>
营养治疗

骨结核病和营养不良存在密切关系,两者互为因果。骨结核病会加重营养不良,而营养不良会导致免疫功能进一步受损。大多数活动性结核病患者处于分解代谢状态而出现体重下降,一些患者在诊断时已出现维生素和矿物质等营养素缺乏的情况。骨结核病患者中低体重指数者以及治疗期间体重未明显增长者死亡及复发风险会显著增加。低体重和维生素D、维生素E、锌及硒等缺乏会抑制细胞免疫功能,而细胞免疫功能在抗结核治疗中起关键作用。进行营养干预可改善机体营养状况、增强细胞免疫功能、有效促进抗结核治疗和患者康复。

营养筛查与评估

在骨结核病防治过程中,营养筛查与评估必不可少。及时给予合理、有效的营养治疗,可以明显改善患者的临床结局。给存在营养风险的患者提供营养治疗后,大部分患者的治疗效果得到增强,如住院时间缩短、并发症发生率降低等。目前,我国普遍采用"营养风险筛查2002"进行营养风险筛查。常用的营养指标主要有:体重指数、血浆白蛋白水平、前白蛋白水平、淋巴细胞计数、胆固醇水平、三头肌皮褶厚度、臂肌围等。营养不良的骨结核病患者,应加强营养筛查与评估及营养治疗,补给充足的热量和营养素,以满足结核病病灶修复的需要,增强机体抵抗力。

营养摄入标准

我国《结核病营养治疗专家共识》推荐结核病患者每天摄入的能量为每千克体重35～50千卡(1千卡约等于4.18千焦),按照一般成人体重60千克计算,共需2100～3000千卡。结核病患者应尽量多进食糖类,这样既可补充能量又可节约蛋白质。蛋白质是修补组织的重要营养素,补充蛋白质有利于病灶愈合,同时可增加血液中抗结核药物载体蛋白的浓度,保证抗结核药物的有效浓度,从而促进骨结核病病灶的吸收。骨结核病患者每天的蛋白质摄入量为每千克体重1.2～2克,按照一般成人体重60千克计算,共需72～120克,其中优质蛋白质的摄入量占总蛋白质摄入量的50%以上。各种微量元素也是骨结核病患者不可或缺的营养素。维生素A能增强机体免疫力,维生素D能促进钙的吸收,维生素C有利于病灶愈合和血红蛋白的合成,B族维生素有改善食欲的作用,钙是结核病病灶钙化的原料,铁是制造血红蛋白的必备原料。微量营养素摄入不足或需求增加时,可摄入0.5~1.5倍推荐摄入量的复合微量元素膳食补充剂。

骨结核病患者饮食宜忌

骨结核病患者宜食用富含蛋白质的食物,增加维生素的摄入量,多吃新鲜的蔬菜和水果。骨结核病患者还可多吃海产品,如紫菜、深海鱼、对虾等。检测发现,每100克虾肉含蛋白质20.6克,还含有脂肪、钙、磷、铁、维生素等成分。中医认为虾具有补肾壮阳、滋阴健骨和镇静等功效,有助于手足抽搐、皮肤溃疡、水痘、筋骨疼痛、骨结核病等多种疾病的治疗。建议饮用牛奶,牛奶中钙较多,且易被人体吸收。多饮用牛奶有助于骨结核病的治愈,建议每天饮用200~300毫升。建议适当食用瘦肉,瘦肉中含有丰富的蛋白质,能够补充身体营养。

骨结核病患者禁食菠菜、辣椒和桂皮。菠菜富含草酸,草酸进入人体后,极易与钙结合生成不溶性草酸钙,导致钙不能被吸收,造成人体缺钙,从而延缓骨结核病的治愈速度。

桂皮、辣椒都属于大热之品,会耗伤阴气或加重发热,食用后会导致骨结核病加重。生姜、芥末也要少吃。

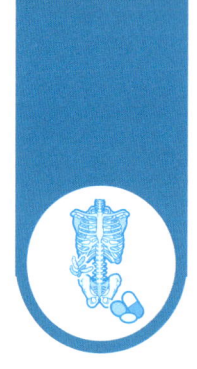

第五节 >>>
治疗期间的检查

结核病患者需要进行系统、规范的抗结核治疗。抗结核药物中有一些有肝毒性,有一些有肾毒性,有一些有血液系统毒性,还有一些会导致消化道不良反应,如恶心、呕吐,但大部分患者不会有特别明显的表现。这些不良反应往往具有剂量依赖性。上述不良反应可能不会在患者刚开始服用抗结核药物时出现,一般容易在服用2周之后出现。

因此,一般情况下,结核病患者服用抗结核药物2周和1个月后都必须到医院进行血常规、尿常规、肝肾功能检查。如果检查结果均正常,则患者以后每月复查1次即可;如果检查结果有异常,则医生会根据检查结果调整治疗方案。

骨结核病患者还需要定期进行影像学检查,在抗结核治疗过程中需每月进行X线摄影、CT检查、MRI检查,若病情稳定可每3个月检查1次,直至抗结核治疗周期结束。当然,在随访过程中,如果患者病情有变化或者医生认为患者有必要进行其他检查,则患者应当遵照医生的意见完成相关检查。

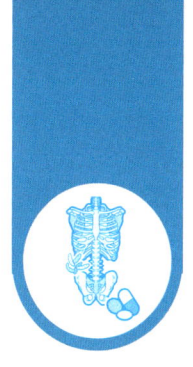

第六节 >>>
骨结核病的预后

骨结核病患者应及时、正确地遵照医嘱进行局部或系统的药物或手术治疗,多数患者可达到临床治愈,一般预后良好。但一般骨结核病早期缺乏特异性,通常不容易被发现,这就会导致病情延误或误诊。如果关节破坏比较严重,功能障碍比较明显,则患者可能还需要手术治疗。关节破坏程度不一样,预后也不一样,但是越早治疗预后肯定越好。

错过早期治疗的关节结核患者,易出现关节破坏或纤维性粘连,形成纤维性强直而出现不同程度的关节功能障碍。

脊柱结核治疗延误常常会导致椎体破坏,形成脊柱后凸畸形,即我们常说的驼背。还有少部分患者由于各种因素,如不遵医嘱用药或者身体对很多疾病的抵抗力很差,出现骨结核病全身播散,导致其他系统如泌尿系统发生结核病。

第 5 章

骨结核病的日常生活指导

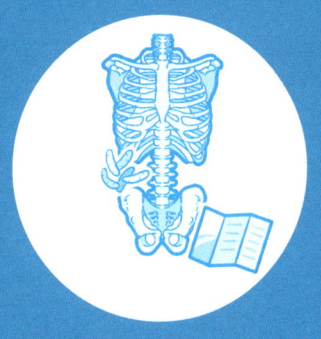

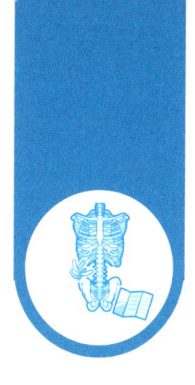

第一节 >>>
了解骨结核病的基本防治知识

骨结核病起病隐匿,临床表现并不典型,老年人及儿童更容易罹患。该病往往以侵犯部位的疼痛、功能障碍为主要表现,容易被忽视。如果能够得到早期诊断并及时治疗,大部分患者可治愈,而少部分患者可出现严重后遗症。

骨结核病患者一般不具有传染性,但是如果合并肺结核且痰菌检查结果呈阳性,则可通过咳嗽、打喷嚏、大声说话时喷出的飞沫将结核杆菌传播给他人。因此,我们应当有良好的社交礼仪,不随地吐痰,减少结核杆菌的传播机会,在公共场合应当尽量保持合适的社交距离,必要时佩戴口罩。

得骨结核病后必须配合医生,坚持规范服药,并全疗程服药,这样绝大部分患者是可以治愈的,而不规范服药(包括中断治疗、间断服药、提前结束服药等)则会导致治疗效果不及预期的一半,还会导致耐药菌的产生和其他诸多并发症的发生,使治疗难度和费用增加。

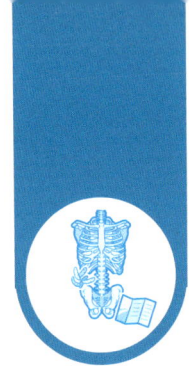

第二节 >>>
加强健康生活习惯的管理

在结核病防治工作中,加强健康生活习惯管理的作用是不容忽视的,因此我们必须重视结核病患者的健康生活习惯管理。

保证营养

骨结核病是慢性消耗性疾病,在病程中患者会消耗大量能量和营养,身体抵抗力下降,故在饮食上应注意以下几点:

1. 适当多吃富含优质蛋白质、维生素和钙的清淡、易消化食物,如鸡蛋、牛奶、豆制品、瘦肉、贝类、食用菌、新鲜蔬菜和水果等。食物多样化,营养要均衡。
2. 应注意食物的色、香、味、形,以增进食欲。
3. 不吸烟,不喝酒。吸烟会直接损伤呼吸道的防御机能,加速药物代谢,抑制人体对抗结核药物的吸收与利用,从而影响治疗效果;酒精主要通过肝脏代谢,若患者在治疗期间饮酒,则易诱发肝功能损害及增强药物的毒副作用。

充分休息

充分休息,能促进身体机能的恢复,增强抵抗力。

科学运动

结核杆菌侵入骨关节会引起破坏性病变,导致骨关节部位受损,所以剧烈运动、长时间运动或运动方式不当,都会对骨关节造成不良刺激,容易使病情加重,还可能导致骨关节部位出现明显肿胀以及疼痛。长期如此的话,还可能引发骨关节变形、病理性骨折等问题。

骨结核病患者能否运动以及进行怎样的运动需根据具体病情来定。若关节破坏明显或脊柱破坏引起脊柱失稳,则患者需绝对卧床休息。若在患病早期或术后康复期,患者需在医生指导下运动,最好选择慢游泳、瑜伽、散步等强度低且骨关节受累程度不大的运动类型。运动期间若发现骨关节部位有明显疼痛等不适症状,建议停下休息,并对不适部位进行低强度按摩,以促进骨关节及周围软组织血液循环,有效放松肌肉组织,从而改善运动后不适。

第三节
骨结核病术后康复指导

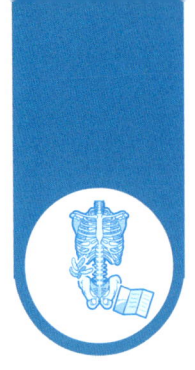

对有手术指征的骨结核病患者进行手术治疗,可以清除结核病病灶、减少细菌负荷、促进病变愈合。但对骨结核病患者而言,手术不是治疗的终点,术后还有许多需要注意的事项。

脊柱结核患者术后应立即开始康复训练。临床上一般建议患者术后早期进行功能性康复训练。根据患者年龄、体质及手术后脊柱稳定程度,选择合适的下地时机。对于年轻、脊柱内固定牢固患者,鼓励其在拔除引流管后,尽早在支具保护下进行站立、行走等离床锻炼。而对于有长期卧床、患有老年骨质疏松症、术前存在神经功能障碍等情况的手术患者,建议适当推迟下地时间。每位患者的骨质破坏程度、手术方式、内固定方式不同,所以其适配的运动时间也会有相应的不同,有的可能会更久。患者在下地之前进行早期康复训练,能够预防肌肉萎缩、关节挛缩等并发症。一般来说,如果病情允许,早期下地活动有利于肢体功能的早日恢复。脊柱结核患者进行器械内固定术后,可以获得脊柱即刻的稳定性,但为了确保制动效果,需维持支具保护3个月。经过复查,若脊柱局部病灶达到骨性融合,则患者可去除支具,逐步恢复正常活动;若未达到骨性融合,则患者须延长支具佩戴时间。

对于关节结核患者,因患病部位、病变范围及手术方式不同,术后的康复治疗方案也应个体化。对于关节结核早期患者,可采取单纯滑膜切除术、关节清理术等方式,术后可早期进行功能锻炼以防止关节粘连、肌肉萎缩。而对于关节结核晚期、病变范围较大、局部疼痛明显、术后窦道形成,或行关节融合术的患者,建议术后推迟关节活动时间。另外,行关节置换术的关节结核患者,可早期进行功能锻炼。总之,关节结核患者术后康复锻炼的目的是防止因术后缺乏活动而导致关节局部组织挛缩、粘连和僵硬,避免矫正关节活动度受限;恢复肌力,增强关节稳定性,改善关节功能,提高生活质量。

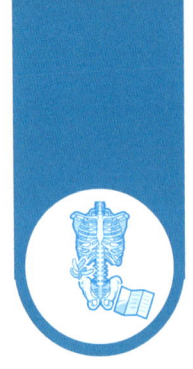

第四节 >>>
合理隔离,加强防护

骨结核病患者一般不具有传染性,无需单独隔离。但是,骨结核病患者合并肺结核且痰菌检查结果呈阳性时,最好独居在空气流通、阳光充足的房间内,尽量少与他人(特别是幼儿)接触,不到公共场所活动,不随地吐痰。

合并肺结核的骨结核病患者的家属及其密切接触者定期(每3～6个月)进行胸部影像学检查,必要时进行痰化验以明确是否被感染。

对于健康者来说,身边有结核病患者时,应做到以下几点:

❶ 接种疫苗,这是预防疾病的一种有力武器。在我国,新生儿免费接种卡介苗,这可以有效预防儿童重症结核病的发生。

❷ 房间要经常开窗通风,尤其是人员密集的场所,如教室、集体宿舍、病房等。

❸ 当要进入高风险场所如医院、结核科门诊时,建议佩戴医用防护口罩。

④ 提高自身免疫力。虽然结核病是一种传染病,很多人都会感染结核杆菌,但感染者一生发生结核病的概率只有10%。感染者发病与否与其免疫力强弱密切相关。所以,我们要养成良好的生活作息习惯,做到饮食均衡、劳逸结合,保证充足的睡眠,保持愉悦的心情,提高自身免疫力。一旦患有影响免疫力的疾病,一定要定期筛查结核病。

第 6 章

骨结核病的预防

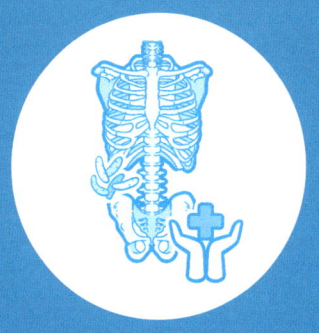

第一节
骨结核病早发现、早治疗

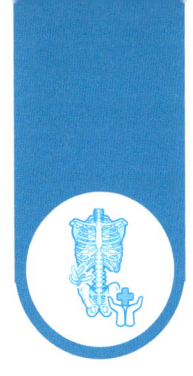

呼吸系统原发病灶中的结核杆菌可以经淋巴循环和血液循环播散到全身各脏器，包括骨与关节，呈潜伏感染状态。一旦机体抵抗力下降，结核杆菌就进入活跃状态，导致结核病的发生。此外，血行播散性肺结核也可直接通过血液循环播散到骨关节。因此，防治肺结核是控制结核杆菌向骨关节蔓延的关键，须尽可能实现肺结核的早发现与早治疗。结核感染者中，将有5%～10%会发展为结核病患者，免疫功能低下人群、高危人群的发病风险更高。国内外有大量研究结果证实，预防性治疗对感染了结核杆菌的高危人群具有保护作用，这是预防结核病的主要措施之一。对结核感染者开展预防性治疗是显著降低感染者结核病发病风险和发病率的直接手段，因此我们需要早期识别结核潜伏感染，了解结核潜伏感染的高危人群和重点人群，并启动结核潜伏感染的预防性治疗，但目前结核杆菌高危人群的预防性治疗方案，主要针对肺结核感染高危人群。

同样，继发于肺结核的骨结核病也应尽早识别、及时干预。如患者本身患有肺结核或有肺结核病史,一旦出现长期慢性的颈部、腰背部、关节疼痛,需及时就医,早期进行MRI检查,同时评估ESR、CRP水平,有助于骨结核病的早期识别与诊断;其次,在就诊期间应将自己的症状、病史等情况及时告知专科医生,以便医生进行更为全面的筛查;针对不明原因的骨质破坏,鼓励早期进行穿刺活检术,尽可能降低骨结核病早期误诊、漏诊的发生率。

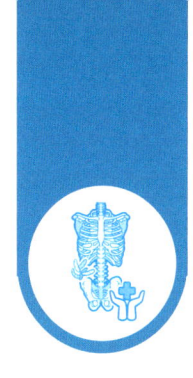

第二节 >>>
结核潜伏感染的高危人群和重点人群

感染结核杆菌的人很多,但对所有人进行预防性治疗,不仅费用巨大,管理困难,还要承担严重药物不良反应的风险,因此需要确定结核潜伏感染的高危人群与重点人群,对这些人群开展预防性治疗,以降低结核病发病风险以及由发生结核病带来的危险。

高危人群

结核潜伏感染的高危人群是指由于存在某些危险因素,感染结核杆菌后发生活动性结核病的风险显著高于其他潜伏感染人群的人群,主要包括以下几类:

❶ 与病原学检查结果呈阳性的肺结核患者密切接触的婴幼儿、青少年、老年人。
❷ HIV感染者及其他有免疫缺陷疾病者。
❸ 硅肺或肺尘埃沉着病患者。

④ 长期进行血液透析者。
⑤ 长期接受抗肿瘤坏死因子治疗者。
⑥ 长期使用免疫抑制剂者。
⑦ 准备进行器官移植术的患者。
⑧ 糖尿病患者或血糖控制不良者。
⑨ 5年内未接受规范抗结核治疗的非活动性结核病患者。
⑩ 其他经临床评估存在高发病风险者。

重点人群

结核潜伏感染的重点人群是指因为工作或居住环境等感染结核杆菌的风险高,发病后易导致社区传播的人群,主要包括以下几类:

① 学生及教职员工。
② 监管场所的工作人员及被监管人员。
③ 医疗卫生机构的医务人员,特别是呼吸科、结核科、感染科、急诊科、儿科的医务人员。
④ 其他经临床评估存在感染及高发病风险的人。

第三节
结核潜伏感染的预防性治疗

需要对结核潜伏感染的高危人群和重点人群采取抗结核化学药物或生物制剂预防性治疗等措施，以降低这类人群发生活动性结核病的风险。

化学药物预防性治疗方案（表6-1）

❶ 单用异烟肼，每天1次，疗程为6～9个月。
❷ 异烟肼和利福喷丁联用，每周2次，疗程为3个月。利福喷丁对儿童的疗效和安全性的研究数据有限，该方案建议5岁以上人群使用。
❸ 异烟肼和利福平联用，每天1次，疗程为3个月。
❹ 单用利福平，每天1次，疗程为4个月。实验室确认的对异烟肼耐药或其他不宜使用异烟肼者，可接受4个月的利福平治疗方案。

对于要进行器官移植或用抗肿瘤坏死因子进行治疗的患者及无家可归者，疗程较短的治疗方案更为合适。

表6-1 结核潜伏感染化学药物预防性治疗方案

治疗方案	药物	剂量				用法	疗程
		成人/(mg/次)		儿童			
		体重<50 kg	体重≥50 kg	体重/kg	最大剂量/(mg/次)		
单用异烟肼	异烟肼	300	300	10	300	每天1次	6~9个月
异烟肼和利福喷丁联用	异烟肼	500	600	10~15	300	每周2次	3个月
	利福喷丁	450	600	10（>5岁）	450（>5岁）		
异烟肼和利福平联用	异烟肼	300	300	10	300	每天1次	3个月
	利福平	450	600	10	450		
单用利福平	利福平	450	600	10	450	每天1次	4个月

生物制剂预防性免疫治疗方案

目前市场上可供使用的产品为注射用母牛分枝杆菌,适用于15~65岁的结核潜伏感染者。

规格:复溶后1 ml/瓶。

剂量:每次每人用的剂量为1 ml,内含母牛分枝杆菌菌体蛋白22.5 μg。

用法:每次用1 ml灭菌注射用水稀释本品1瓶,摇匀后于臀部肌肉深部注射。

根据产品说明书,推荐每次给药1瓶,间隔2周给药1次,共给药6次。

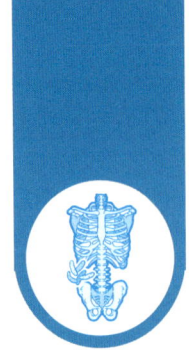

附录 >>>
骨结核病常见问题

1 骨结核病患者的家属、朋友或同事,是否同样会患结核病?

结核病患者是否具有传染性,是由患者能否向体外排出带有活动性结核杆菌的痰液、脓液等决定的,不是所有结核病患者都具有传染性。如果骨结核病患者病变部位没有窦道、引流管等与外界相通,没有痰液或者脓液等排向体外,就不存在排菌的问题,因此不具有传染性。如果骨结核病患者病变部位出现皮肤破溃、慢性窦道持续流脓,且排出的脓液中含有结核杆菌,就具有一定的传染性,但由于不像肺结核患者那样排出带有结核杆菌的飞沫,传染性相对较弱。如果骨结核病患者合并活动性肺结核,且未经过规范治疗,则可能有传染性。

一般情况下,人体能够依靠自身免疫力抑制结核杆菌的活性和增殖力。但若免疫力低下,则人体无法有效抑制结核杆菌的活性和增殖力,发生人们所熟知的结核病,也就是"活动性结核"。婴幼儿、老年人、过度劳累者、孕妇、产妇、营养不良者、长期使用免疫抑制剂者及其他免疫功能受损者(如艾滋病患者、器官移植术后患者、硅肺患者、糖尿病患者等)都是结核病的易感人群。

但不论骨结核病患者是否具有传染性,人们在接触患者的过程中,都要注意避免接触脓液等,做好消毒,注意适当隔离,避免交叉感染。

2 已经按规定完成疗程,但经MRI检查、CT检查发现患病处还存在异常信号,提示有病灶残留,此时是否需要延长抗结核治疗时间?

骨结核病的规范疗程一般需18个月左右。在规范的抗结核治疗疗程结束时,ESR、CRP水平等各项化验指标已经恢复正常,通过MRI检查、CT检查等影像学检查发现病灶有明显吸收,但还遗留有一些死骨或空腔积液病灶,这是正常现象。因为通过手术治疗或保守治疗后,存在死骨残留的可能,或病灶空腔存在积液(并非脓液)高信号影,这并不会随着用药时间的延长而被吸收、消失,所以得到专业医生认可后可以大胆停用抗结核药物,定期复查即可。根据现有临床数据支持,这类残留病灶导致结核病复发的概率极低。

3. 常用抗结核药物有哪些不良反应？如何避免或减轻？

抗结核药物不同，不良反应也不完全相同，但总的来说最常见的不良反应主要有肝肾功能损伤、周围神经炎、胃肠道反应、药物过敏反应、视力受损、关节疼痛、骨髓抑制等。如果患者胃肠道反应严重，首先可考虑饭后服药，绝大多数患者经过一段时间后，胃肠道反应均会有所减轻，部分胃肠道反应严重患者可考虑让医生调整药物治疗方案。若患者服药期间出现视力下降，需及时就医，请专业眼科医生评估它是否与药物相关。一般只要患者严格遵医嘱进行规律复诊，医生根据患者的描述和检查结果就能及时发现药物不良反应并提供建议和治疗方案。

4. 骨结核病患者是否需要住院治疗？

骨结核病作为一种最常见的肺外结核，早期往往症状不典型，极易被漏诊、误诊；作为一种容易导致机体功能丧失或减退的慢性疾病，早期诊断和治疗非常重要。由于骨结核病在诊断与治疗上的复杂性，骨结核病患者需要早期住院治疗，以实现早期诊断、早期治疗。同时由于骨结核病患者的治疗时间较长，建议强化期住院接受规范治疗，这对以后的治疗非常有好处。

一旦经评估存在明确手术指征,在接受规范抗结核药物治疗后就可进行手术治疗。

5 骨结核病患者什么时候选择手术合适?

一般建议骨结核病患者手术前常规先进行规范抗结核治疗3周以上,同时要求各类检查结果提示该抗结核治疗方案治疗有效,这样有助于降低术后结核杆菌扩散、切口不愈合、窦道形成等风险。但是对于因脊柱结核出现脊神经症状,且短期内病情快速加重而出现瘫痪者,可以根据个体情况适当提前进行手术治疗,对脊神经进行减压。

6 为什么我要住院那么久?

无论是脊柱结核还是关节结核,都属于慢性疾病的范畴,治疗时间是比较长的,但是初次住院时间长,主要有两方面原因。

骨结核病早期诊断较为困难,因此疾病诊断花费的时间较长。部分病原学依据不充分的患者,还存在需进行诊断性治疗的可能,这更会延长诊断周期。对于确诊患者,在开始治疗(强化治疗)的3~4周,一般建议在医院进行,这有助于早期及时观察、处理各类药物的不良反应;需要手术的患者,术前一般需强化治疗

3周以上。因此,骨结核病患者要正确认识这种疾病,做好充足的心理准备,要有耐心,同时要积极配合治疗。

7 脊柱结核患者在哪些情况下需要手术治疗？

脊柱结核患者是否需要手术治疗,要看其是否具有以下手术指征:

❶ 骨质破坏严重,脊柱不稳定。
❷ 出现脊髓和马尾神经损害症状,或发生截瘫。
❸ 保守治疗效果不好,病变持续进展。
❹ 病灶内有巨大脓肿,或有较大块死骨。
❺ 窦道经久不愈。
❻ 出现严重脊柱后凸畸形。

绝大多数脊柱结核如果能被早期发现,是可以通过保守治疗治愈的,但是因为脊柱结核的特点——早期症状不明显、不典型,往往被发现时已经出现严重的骨破坏,甚至肢体瘫痪。因此,大部分脊柱结核患者需要手术治疗。

8 关节结核患者在什么情况下需要手术治疗？

一般关节结核患者在早期滑膜结核阶段,往往是可以通过药物治愈的;但是在滑膜结核后期出现明显脓肿，或进展为全关节结核并出现明显的骨破坏时，则需要通过手术治疗来清除关节病灶。专业且有经验的医生会根据关节结核造成的骨质破坏程度、关节畸形严重程度及脓肿大小等情况，结合抗结核药物治疗的效果综合考虑患者是否需要手术。

9 关节结核患者可以做人工关节置换术吗？

关节结核后期出现骨质破坏较多，软骨破坏，预计通过保守治疗仍旧会存在严重的关节畸形、活动障碍，严重影响行走者，可以进行人工关节置换术。但是，关节结核患者的人工关节置换术如同翻修房屋，若地基和屋顶已严重破损，翻修难度就较大。术后相对较容易发生人工关节松动或病理性骨折，再"翻修"概率大。对于不能进行人工关节置换术的严重关节结核患者，可以在局部病灶清除后进行关节融合术，这样虽然关节不能正常屈伸，但可保留部分行走功能。

10 关节结核患者什么时候做人工关节置换术比较好？

对于这个问题，目前暂时无统一的答案。在静止期（即关节结核已治愈）进行人工关节置换术，手术风险小，复发率低，符合医疗常规。但是，此时患者往往关节畸形严重，关节韧带挛缩、粘连、僵硬，这明显会增加人工关节置换术的难度,也会以不同程度影响人工关节置换术的效果。

虽然对活动期关节结核患者进行人工关节置换术后,结核杆菌可能会继续破坏骨组织,导致关节置换术后松动、感染不易治愈,但是可以缩短疗程,减少患者的痛苦。近10年来的研究显示,部分活动性关节结核患者进行人工关节置换术后,获得了非常好的临床疗效。但在出现以下情况时不宜手术:不能确定是否存在结核感染;存在混合感染;窦道形成,软组织条件差;存在耐药结核感染;其他部位活动性结核病病灶未得到有效控制;有其他人工关节置换术禁忌证等。

11 骨结核病患者在饮食方面有什么注意事项吗？

结核病,俗称痨病,是一类典型的消耗性疾病,患者往往消瘦,因此其饮食原则是摄取高热量、高蛋白、高维生素的食物,同时补充充足的矿物质,多饮水。总之,以补充蛋白质等各类营养物质为主要目的,尽可能将身体丢失的营养补充回来。

❶ 抗结核治疗时使用吡嗪酰胺的患者,建议少吃高嘌呤食物,如肉汤(可以吃肉汤里的肉)、海鲜、豆制品、动物内脏、啤酒等,避免尿酸浓度升高。

❷ 抗结核治疗初期,应不吃以前未食用过的异体蛋白

食物,防止出现过敏症状。尤其是使用异烟肼治疗的患者,不吃组胺含量高的鱼,如沙丁鱼、秋刀鱼、金枪鱼、鲣鱼等青皮红肉的海鱼,特别是不新鲜的鱼,避免中毒。

❸ 在使用抗结核药物期间,不宜用牛奶或茶送服药物,禁酒,少吃或不吃油炸及刺激性食物。

12 脊柱结核患者为何需要绝对卧床?

先要明确一点:对于脊柱结核患者,无论病变程度如何,卧床是非常有必要的,特别是脊柱失稳,伴有脊神经压迫症状的患者,需要绝对卧床休息,避免因下地活动,脊柱进一步损伤,压迫脊髓导致截瘫的发生。根据以往经验,卧床情况下仍旧出现循序截瘫的脊柱结核患者往往手术后恢复得较好,而下地活动后因为脊柱失稳导致突然瘫痪的患者往往手术后恢复得较差。患者卧床休息用的床垫要软硬适中。

为严重失稳的脊柱结核患者翻身时要用轴线翻身法(头、颈、肩、腰、髋在一条直线上)。侧卧位时后背可垫30°楔形翻身垫,同时为避免因长时间卧床导致受压皮肤受损,翻身时间间隔应小于2小时。

13 卧床患者需要注意哪些皮肤护理事项？

❶ 定期翻身。脚后跟、臀部等部位容易出现压疮，要对这些部位进行特别保护。

❷ 对于无法自主翻身的瘫痪患者，被褥、床单需要保持平整、无褶皱，因为褶皱有可能导致患者皮肤出现严重压疮。

❸ 大便失禁患者排便后要用温水或温和的清洁剂清洗皮肤，臀部皮肤上可涂抹皮肤保护剂。尿失禁患者可留置导尿管，避免潮湿导致的皮肤损伤。

❹ 高热患者出汗后，应及时用温水清洁皮肤，避免汗渍引起不适及皮肤保护性屏障受损。

❺ 禁止按摩皮肤压红处，避免局部皮肤进一步损伤；预防压力性损伤，不使用环状物作减压工具，避免局部皮肤组织缺血；忌用力擦洗，要保护皮肤完整性；皮肤潮湿部位不使用爽身粉，避免皮肤干燥。

14 骨结核病患者出院后需要复查吗？

骨结核病属于慢性感染性疾病，治疗时间长，一般用药时间超过18个月，而且骨骼愈合后参与负重、功能恢复的时间长，所以患者出院后进行规律复查是非常有必要的。在药物治疗强化期，一般1～2周复查1

次；在规范服药、无显著不良反应情况下，一般建议每月复查1次相关实验室指标，根据个体情况定期进行影像学检查。

15 如何判断骨结核病已经治愈？

患者已经治愈时，相关部位的皮肤窦道愈合、无红肿、无分泌物；局部已经无压痛；可以负重活动；相关实验室指标，特别是ESR、CRP水平持续正常；影像学检查结果显示病灶已经吸收完全（不代表影像学表现完全恢复正常）。当然，判断治愈后一般根据个体情况患者还需要继续抗结核治疗一段时间，主流的疗程是18个月。

16 骨结核病复发了，怎么办？

骨结核病患者为什么要用药那么长时间？主要是为了降低复发的概率。一般经过规范的药物治疗与手术治疗，复发的概率还是很低的。复发的高危因素包括高龄、基础免疫力低、营养状态差、没有规范的康复训练、提前停药、未按期复查、获得性耐药、手术相关原因等。

若患者停药后再次出现局部症状，建议先进行ESR检查、CRP检查，必要的时候进行CT检查、MRI检查。一旦明确复发,则需进行规范的抗结核治疗,并在治疗前尽可能获取病原微生物,排除耐药菌产生的可能,必要时进行手术治疗。

17 患了骨结核病,能结婚吗?

骨结核病患者是可以结婚的,但在什么时候结婚是需要慎重考虑的。骨结核病患者在选择婚期时一定要慎重,结婚会使患者各方面的负担加重,从而影响治疗效果,尤其是女性患者,婚后妊娠更会使病情恶化。同时,若是活动期排菌患者,还可能把结核病传染给配偶。经过规范治疗的患者,可以在痰菌阴转、病灶稳定后咨询医生是否可以结婚。

18 骨结核病会遗传吗?

骨结核病是一种传染性疾病,不是遗传性疾病,所以没有遗传性。但是常见结核病发病呈现家族聚集现象,这是由共同生活、密切接触引起感染所致的,而不是由遗传因素所致的。

婴儿的先天性结核病与母体妊娠期患有结核病有关,是在母体子宫内感染的结核病。胎儿在母体内可以通过以下两种途径感染。

❶ 血行感染:这是母体全身性血行播散的结果。结核

杆菌通过血液感染胎盘,再通过脐静脉感染胎儿。

❷ 消化道感染:胎儿将含结核杆菌的羊水咽下后,其消化道产生结核病变,这种感染较为少见。

从以上两种途径可以看出,先天性结核病并不是由遗传因素导致的,而是由母体内存在结核杆菌使胎儿受感染所致的。

19 结核病患者能生育吗?

女性患者在确诊结核病后应暂缓怀孕计划,因为怀孕后身体会出现很大变化,如新陈代谢加快,内分泌改变,心肺负担加重,妊娠早期出现恶心、呕吐等反应,这些都会影响身体对营养的吸收和利用。另外,分娩和产后哺乳更会给患者造成巨大的消耗及负担。绝大多数抗结核药物对胎儿有影响,从优生优育的角度考虑,结核病患者暂缓怀孕计划是极为必要的。假如患者在怀孕后发现自己患有结核病,发现时若怀孕不到2个月,则首先应考虑终止妊娠;若已怀孕3个月以上,则应咨询妇产科和结核科医生。如果患者结核病不严重,没有其他器官的并发症,可以耐受妊娠和分娩的负担,且胎儿发育正常,则患者可以继续妊娠,并继续进行抗结核治疗,但必须在医生严格指导下慎重用药,因为有些药物有致畸作用。如到临产时结核病仍未痊愈，产后患者应尽量避免哺乳，否则会加重自身负担，导致病情恶化，治愈时间延长。产后患者应进行一次全面检查，以确认病灶好转程度及结核杆菌是否有播散。

男性患者在服药期间应避孕，停药后亦应避孕6个月；女性患者在服药期间也应避孕，停药后根据病情遵医嘱备孕。

20 哪些人易患结核病？

抵抗力低下的人群是结核病的易感人群，包括婴幼儿、老年人、HIV感染者、硅肺患者、免疫抑制剂使用者、慢性肾脏病等慢性疾病患者、血糖控制不理想的糖尿病患者、刚移居到某地的居民，以及生活贫穷、居住环境拥挤、营养不良者。

21 与结核病患者有接触，怎样知道自己是否被传染了结核病？

如果身边有肺结核患者，或与结核病患者有较密切的接触史，则要注意防护和定期体检。如果有不适症状，则应尽快就诊，即使没有不适症状，也应定期做检查（每6个月或1年1次），如胸部X线摄影。若因接触患者导致结核潜伏感染检测结果呈阳性，则应及时到结核病医院或结核病防治所就诊,必要时进行预防性治疗。

22 痰涂片抗酸染色结果呈阴性的患者还有传染性吗?

由于留痰具有随机性,而且有时痰菌较少及阳性检出率有限,因此我们不一定能在肺结核患者的痰中查到结核杆菌。一半以上患者的痰涂片抗酸染色结果呈阴性,所以一次痰涂片抗酸染色结果呈阴性只能表明在所检测的样本中没有查到抗酸杆菌,并不代表患者无传染性。

23 骨结核病可以彻底治愈吗?

患骨结核病后,一定要到结核病专业医疗机构接受正规治疗,并保证足够的疗程。若存在明确的手术指征,则应及时进行手术治疗。绝大多数结核病是可以彻底治愈的,不影响身体健康,患者治愈后可以正常结婚、生育。